これから赤ちゃんを産む人・
子育てに悩みがある人に
伝えたい！

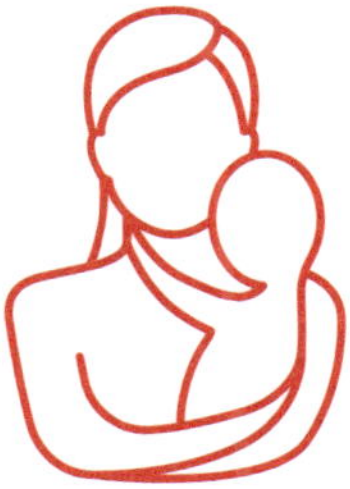

「治る人」は命の秘密を知っている

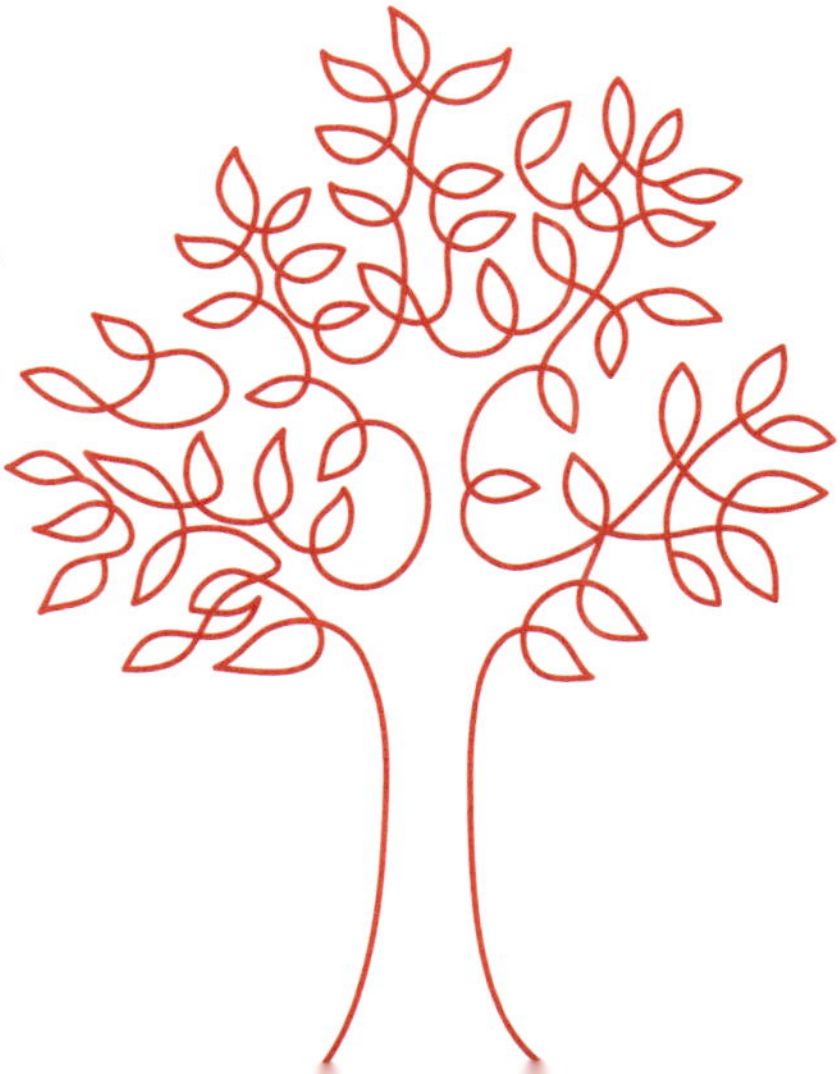

田中 佳
Yoshimi Tanaka

ヒカルランド

はじめに

この本を手に取っていただき、ありがとうございます。

私が学んだ知識や歩んだ人生経験から、「常識」という言葉から解放され、病気や医療の真髄を知って、自らの足で健康的に人生を全うする道を歩む灯火となることを願い、本書を書きました。

この世を生きる小さな一人の物語と偏った見方もあるかもしれませんが、少しでも皆さまのお役に立てることができれば幸いです。

目　次

第5章　母子手帳は「洗脳手帳」？　私たちは、生まれたての赤ちゃんを前にして何を考えるべきか？

第6章　赤ちゃんの誕生にまつわる常識を見直そう
——妊娠・出産にはいろいろな形がある……127

カバーデザイン　重原隆
編集協力　宮田速記
校正　齋藤温子
本文仮名書体　文麗仮名（キャップス）

第1章　医者だって悩む

——「治らない患者」を前に医療の矛盾に気がついた

脳外科医の時代——多くの「治らない患者」に遭遇する

　私が医者になろうと思ったきっかけは単純で、父親が眼科を開業していたということもありますが、私が結構ヤンチャで、よくけがをして通っていた近所の整形外科の先生がダンディーだったからです。憧れから整形外科医になろうと思って医学部に入りました。当時の私は、医学が人を幸せにする、人を助けると思い込んでいました。「よし、オレの腕で助けてやるぜ！」と外科系を選んで、消去法の結果脳外科になりましたが、やってみたらそれが性に合っていたのです。

　でも、現実は寝たきり患者さんで溢れていました。救命救急で搬送される患者さんが多く、即手術。当然、脳を損傷したらタダでは済まないので、元気に家へ帰れる人はすごく少なかったのです。

　ある日、あまりの忙しさにふと思いました。どうしたらこの人たちを減らせるのだろうかと。脳卒中がともかく多い。脳卒中の患者さんは、不摂生を極めた人がほとんどを占めていました。暴飲暴食・喫煙の末に高血圧、糖尿病、脂質異常症（高脂血症）、この3点セットになった結果、動脈硬化が進行して脳卒中を起こす、このルートが出来上がっているわけです。その根源の生活をきちんとすれば、私はもっと仕事が楽になるはずだと。

日々手術まみれの暮らしで、24時間年中無休で呼び出しを食らいました。当時はポケベルですから、地下に入ると電波が届かない。地上に出るとポケベルが鳴っているので、電話すると、「何度連絡したと思ってるんですか！」と病棟のナースから怒鳴られたものです。

病棟には意識状態のよくない患者さんも多く、寝たきりの患者さんが知らないうちに肺炎となり、治らないで亡くなってしまうことを何度も経験しました。抗生物質の変更を繰り返し行うと、最終的に耐性菌のみになってお手上げとなり、呼吸不全に至ってお亡くなりになってしまうのです。このパターンしか見ていないので、その流れに乗った患者さんの場合、「この人はもう助かりません」と家族に告げるしかありませんでした。

この多忙さと無念さは若さと勢いで乗り切っていたけれど、徹夜で手術したとしても、患者さんの家族から「こんな状態になるなら手術なんかしてほしくなかった!!」と言われたことも何度かありますし、苦労のわりに報われないことも多くて、いろいろと疲れてしまいました。

そういう思いが積み重なったときに、人生を覆すような事件が起こるわけです。

EM・Xとの出会いで変わった医学観

そんな日々のある日、意識不明で寝たきりの患者さんがいつもの流れで重症肺炎となり、呼吸不全で死を待つのみとなっていました。そのことを家族へ告げると、「助からないのであれば、せめてこれを」とペットボトルを差し出されました。後輩の主治医が、「こんなのを渡されちゃったんですけど」と言って持ってきたのが、比嘉照夫先生がつくったEM・Xでした。それは、「微生物培養エキス」と書いてある清涼飲料水です。普通、医学の枠を尽くしても助からない人が、清涼飲料水を飲んだところで治るわけがないと思うのが当然です。でもどうせダメなら、家族の願いを叶えてあげればいいという結論に至りました。パッケージに1日30㏄と書いてあるから、「NG（経鼻胃管栄養）チューブで10㏄を3回入れといて」とナースにお願いをして、水に薄めて入れてもらいました。

そうしたら、その日の夜から、患者さんからおびただしい汗が出たのです。当直だった私は看護師に確認しました。

「いくら熱が高いからといって、ここまでびしょびしょにすることはないでしょう」

「してません」

「じゃあ何なの？」

「汗じゃないですか？」

「こんな汗があるんかい⁉」

こんなやりとりになりました。

マットレスが透けて見えるくらい、シーツがぐしょ濡れです。試しに額を拭ってみたら、すごいスピードで汗が出て、つながって雨だれのように流れていく。ベッドから滴りそうなほど、びしょびしょになるわけです。

医学的には汗を出して熱を発散して、気化熱で体温を下げるシステムが作動しているわけです。100%酸素を吸っても、今にも死にそうに肩で呼吸をしていた意識不明の患者さんだったのに、呼吸も楽そうにスヤスヤ眠っているのですね。3日目ぐらいになると、死の雰囲気が漂っていない。試しに酸素を減らしても平気でした。4日目にレントゲンを撮ったら、何と！　肺炎像が9割消えていたのです。これにはたまげました。一切の医療行為を行っていないことは自分らが一番わかっている。今まで一人《ひとり》も助かったことのないレベルの重度肺炎。それがほとんど治っているではないですか。まるで信じられないので、放射線科に電話しました。

「違う人を撮影したみたいなので、撮り直してください」

「いや、その人です」

「そんなわけはありません。撮り直してよ！」

「いや、その人です」

「いや、違うって」

こんな押し問答が繰り返されて、渋々レントゲン技師がポータブルレントゲンを再び撮りに来て、今度は私が撮影を確認し、自分で現像したフィルムを見て、初めて同じ人だということを知りました。それくらい信じ難い出来事だったのです。医学で絶対に治せなかった人が、謎の健康飲料水にたった４日で治された、この衝撃。それが人生の切り替わった瞬間です。この４日間の出来事はもう20年以上前のことです。

※その後の紆余曲折は、『あなたが信じてきた医療は本当ですか？』（評論社）の著書にも書いてあります。

後輩の主治医と私はそれを目の当たりにして、これはすごいと別の同僚医師に写真を見せたら、「たまたまだよ」という言葉が返ってきました。

「こんなたまたまがあるか。これは絶対にたまたまじゃない」と、またも押し問答。

そうすると、今度は医学じゃないものが治したということで悩むのです。このままでは埒《らち》が明かないということでＥＭ・Ｘの生みの親、比嘉先生のことを調べたら、農学博士じゃないですか。菌？　畑？　この人は一体何者だと思って、試しに比嘉先生の講演会を聞きに行きました。

とても印象に残っているのは、「世の中には人の不幸でカネ儲けをしている人がいる。それは弁護士や医者だ」と言われたことです。え？　身を粉にして働いているのに何てこと言うんだ！　と思いましたが、いや、確かにオレも人の不幸でメシを食ってるわ、その通りだと思ったのです。いや、待て。これはちゃんとした対価だ。自分のことじゃない。そこで思い浮かんだのは、開業医の中でカネ儲けして、ゴルフをして遊んでいる人たちのことでした。あいつらだ！　まさに人の不幸でメシを食って贅沢しているやつらを滅ぼすべきだと、過激に思ってしまったのです。まだそのときは開業の苦労を知りませんでしたから。変化の初期は振れ幅が極端になりがちなものです。

講演を聴いた後、医療で治療に行き詰まった患者さんの同意を得てＥＭ・Ｘを飲ませてみると、みんながみんなではないけれど、何か調子がよくなるのがわかるのです。そこから既存の医療に対する疑念が生じてきました。実は医療が介入し過ぎたことにより、患者さんの治る力の足を引っ張っていたんじゃないかという疑いが。

患者さんの治癒力に委ねる
――「医学のほうがおかしいんじゃないか」という疑念の証明

そこで、医療をどれだけやらないで済むかということに着手しました。抗生物質は健康保険で2週間処方できましたが、様子を見ながら、それを10日にし、7日にし、5日に減らしていっても、平気です。3日、2日、1日になって、最終的には手術当日の朝と手術後の2回やれば問題ないという実績が見えてしまった。そうすれば耐性菌をつくらずに済む。今までは、抗生物質が菌をやっつけるから、死に絶えた後に別の菌が出てきて、この繰り返しでお手上げになっていたのです。余計な菌数を抑えて、残りは自身の力で対応してもらう二人三脚でいける実感を得ました。

解熱剤についても、発熱とは何かと、改めて思うようになりました。

発熱は人類が何百万年もかけて培ってきた防衛システムです。飢えと傷と感染との闘いでDNAに組み込まれた対微生物システムが発熱です。体内全域に侵入されたときに発動する最終兵器ですから、元が健康体であれば基本的に熱は下げないほうがいいのです。我々医者は、熱が38度5分を超えたら自動的に解熱剤を使うという刷り込みがあります。患者さんの全身状態を確認しながら大丈夫と判断された方は解熱剤の使用開始を39度以上にしてみました。大丈夫だ。患者さんによっては39度5分にしたりしました。薬をどんどん使わなくなっていくと、薬を使え、検査しろと、理事長から呼び出しを食らって怒られたりしました。言うことを聞かないので、勝手に投薬や検査を入れられるようになってしまいました。それをまた消すという指示の応酬。現場は混乱しました。

手術後の傷も、一番清潔な手術室できれいにしたのだから、毎日広げて消毒液を塗るのはやらないほうがいいんじゃないかと思うようになりました。しかし、感染の元凶は異物の存在ですから、オペ室で徹底的にきれいにして出血させないようにすると縫合に時間がかかるようになって、オペ室から怒られる始末。同僚からも、「早くしろ」と言われる。自分で言うのも何ですが、傷は天下一品にきれいで、翌日抜糸してもいいぐらい、縫ってぴっちり傷口を閉めている。術後の創部感染が起こると、開いて骨を外して洗い直したりする必要があるので、体力も消耗するし、病期も長引きます。でもそれが全く起こらなくなったのです。

　薬をあまり使わず、術後の傷も消毒しないものですから、「仕事をしないヘンな医者」というレッテルを貼られ、看護師からバッシングを受けるようになって、挨拶も無視され、総スカンを食らいました。私がカルテに書いた指示が無視され、後回しにされるので、「僕はいいけど、困るのは患者さんなんだよ。いいの？」とイヤミを言うと、チェッと舌打ちをして指示に従う。このやりとりが３カ月続きました。

　でも、支持してくれる看護師もいました。結果的に患者さんの容態がよくなっていく姿を見るのは看護師のほうなので、３カ月ぐらいして、やっと私のやり方を認めるようになったのです。無視しないで挨拶もちゃんとしてくれるようになって、普通の関係に戻りました。

　そういうことがあって、医学のほうがおかしいんじゃないかとどんどん思うようになっていきました。医療が介入すればするほど患者さんの容態が好転しない。それを体感し、実績もできていく。そうすると、自分がやってきたことが正しいのかという疑念がどんどん膨らんでいくのでした。手術をして、放射線をかけて、抗がん剤を使うという、当時の悪性腫瘍の三大療法をこういう意識で見たときに、手術はしようがないとして、ほかの2つで救えるものはあまりない。抗がん剤に至っては、実は助けようとして、逆に足を引っ張っているのではないかという感覚に陥っていくのです。

その感覚が決定的になったともいえる患者さんのお話をします。

ある日、23歳の青年の担当医となりました。悪性度の強い膠芽腫《こうがしゅ》という脳腫瘍で2年生存率が20％程度と、とても予後が悪いものでした。正常組織にも深く食い込むタイプなので手術による全摘出は不可能であり、放射線と抗がん剤は必須となります。そこでガイドライン通りに抗がん剤を使っていくわけです。

ある日、青年のことが気になり病室を訪ねました。抗がん剤を使ったそばから目の前でのたうち回る姿を見るのは心が痛みました。ベッドの上でゲーゲー吐いている傍らで背中をさすっていたとき、突然胸ぐらをつかまれて「この苦しみを乗り越えたら助かるんですよね！」と白衣が破れんばかりに揺さぶられました。そう言われても抗がん剤が効いた実感は持っておらず、予後も悪くて実質的にほとんど助からないわけですから、安易に「はい」とは言えません。彼にかけられる言葉は「頑張ろうね」だけで、空しく背中をさすることしかできませんでした。

そして、程なくしてその青年は亡くなりました。23歳の若者があっけなくこの世を去る、自分はほとんど彼の役に立たなかったというものすごい無力感に覆われました。前途ある若者の死は医師としてとてもきついです。それでも脳腫瘍が増殖して脳全体がダメージを受けて亡くなるのであれば、まだ医者として患者さんの死を受け入れることはできるのですが、この青年は全身状態の悪化から亡くなりました。状況は抗がん剤によるものとしか思えず、本当にガイドラインは正しいのだろうかという疑念が膨らんでいき、自分が指示を出して使われた薬により死に至ったのではないかという想いに押し潰されそうでした。

うつ病とパニック障害
――人を殺していたのではという自責の念

人を救おうとしてガイドラインに沿って治療行為をしてきたことが、実は全く逆で、実際は人を殺してきたのではないかという自責の念に押し潰されていき、単に心臓さえ動いていればよいという医療をやりたくないと思うようになりました。でも日々患者さんが運ばれてきて、病棟でも薬を使わねばならない。ほかに治る方法があるはずだ。矛盾の中で医療を行い続け、ついに私は、うつ病とパニック障害になってしまいました。病院の入り口か、エレベーターか、医局の部屋か、どこかのドアが見えると、動悸と吐き気に襲われて、寒気で動けなくなる。それが何カ月も続いて、ろくに働けず、給料泥棒の状態になると自分の存在価値を見失い、毎日どうやって死のうかと考えるようになりました。

医師ですから、苦しまない死に方は知っていますが、人に迷惑をかけずに死ぬ方法がどうやっても見つからず、結局諦めました。誰にも発見されないとしても、捜索されたら終わりです。ヘリコプターが１回飛んだら４００万円、電車を止めたら億というお金がかかる。だから過労死しようと思いましたが、どんなに頑張っても死なない。こんなに丈夫な体に産みやがってと、お袋を恨む始末。人って身勝手ですね。

こうして自分が信じてきた地盤が総崩れしていきました。もう耐えられない。退職願を毎日持ってウロウロして、結局何カ月もかかって、意を決して理事長に「はい」と渡したら、普通に受け取られたんですね。そのとき初めて、オレは要らなかったんだ、給料泥棒だったんだと知ったのです。実際、動けませんでしたから当然だなと思いました。

人それぞれにどん底はあると思いますが、私は勝手に落ちただけで、誰も悪くない。信じていたものが総崩れして自滅しただけなのです。退職した後も、不眠症で睡眠薬や安定剤の薬漬けから抜けられませんでした。幻聴で救急車の音が聞こえてしまうこともありました。

そんな私へ、退職するときに救いの手が差し伸べられたのです。開業していた後輩が、「うちのクリニックを手伝いませんか」と言ってくれたのです。役に立たない先輩が自分のクリニックにいるのも大変だったと思いますが、よく置いてくれたなと感謝しかありません。

その間にもう一つの救いの手が来ました。ＥＭの会社の皆さんから、「時間があるなら、講演会をやりませんか」と言われたのです。

そして後輩と2人で講演会をやるようになりました。後輩はどちらかというとパフォーマーで、マイクを持って人前に出て、人を惹きつける能力、オーラを持っている。私は彼のマネをする。彼と情報を共有しながら、最初は同じようにやっていたのですが、そのうちに慣れてきて自分の色がついてくる。私はほぼフリーターですが、後輩は開業しているから大変です。開業している今は、その大変さがわかります。

その間にいろんな学びがあって、徐々に睡眠薬などは不要となり、立ち直っていきました。

私の講演会の回数が増えていくと、今度はクリニックの手伝いが疎かになり、貴重な一室を空室のまま占拠している居づらさが増していきました。居候は出ていかなきゃと思っていたときに、あの３・11が起こりました。ここが独り立ちするチャンスだと思って知人のいる名古屋に移ったのです。

移住してから約10年の講演会人生は、私にとってとても大きな財産になりました。自己研鑽に励み、ホメオパシーの学校に通い、シンギングボウルを学び、自然療法の基本も学び、講演技術をブラッシュアップしていきました。自分が今まで経験した苦労の全てが話のネタとなり、人生無駄なことはないのだなとつくづく思いました。

第2章

病を通して人の心に生じる「気づき」とは一体何か？

「食・腸・筋・眠」の重要性

脳卒中で入院される方のほとんどは生活習慣病である高血圧、糖尿病、脂質異常症（高脂血症）の3点セットをお持ちです。病気の元となる病態を何とかできれば脳卒中で病院に運ばれる人が減り、自分の仕事も楽になると思ったというお話を前に書きました。それにはどう対応したらよいのだろうかと考えたとき、病名が示す通り「生活習慣」の改善が必須であるという結論に至ります。その第1段階が誰にとってもわかりやすい「食」となるのです。

〈食〉

健康的な食事というと「玄米・菜食」が有名で、大病になるとほとんどの人が実践を始めます。ですが、玄米菜食の何が健康をつくるのかまで知る必要があります。食材は文字通り、体の材料となります。要は栄養素で、三大栄養素（炭水化物、タンパク質、脂質）は生存に必要な栄養素ではありますが、健康度を上げるためにはプラス四大栄養素（ビタミン、ミネラル、繊維質、抗酸化物質）が必要です。体のあらゆる営みを一言で言い表せば「代謝」となります。代謝とは、必要物資の生産や廃棄、運搬、再利用などを指し、これらの体内のあらゆる営みは種々の細胞でつくられる酵素の働きによります。食事をすればタンパク分解酵素が、お酒を飲めばアルコール分解酵素が急ピッチでつくられます。その酵素の働きに必須な物質が補酵素（ビタミンとミネラル）なのです。補酵素なくして代謝の効率は発揮できません。たとえて言うなら、手作業の工場にロボットなどを導入するようなもので、生産性を効率よく上げられるアイテムが補酵素だと思ってください。ただし、ビタミンBとCは熱に弱いので野菜や果物を非加熱で食べるほうがよいと思います。繊維質については次の「腸」の項目でお話しします。

抗酸化物質（フィトケミカル）ですが、酸化環境が増している現代社会では積極的に摂取が求められる物質です。我々は酸素を吸って生きる生物ですが、酸素は生体にとって毒物です。ですから、我々は呼吸しているだけで酸化されるので、それを相殺するシステムをもともと備えています。しかし現代では排気ガスや黄砂、PM2・5、食品添加物（化学合成品）、肉体的および精神的ストレスなどのあらゆる酸化環境に曝され、自前の抗酸化システムでは追いつかなくなっており、その過剰な酸化力を上回るために抗酸化物質が必要です。その抗酸化物質を何から取り入れるかといえば、あらゆる農作物に含まれているのです。にんじんのβカロテン、トマトのリコペン、ごまのセサミンなどは聞いたことがあると思います。これら抗酸化物質は、熱しても、冷凍しても構造体は壊れませんので、あらゆる調理方法に耐えます。

食について細かく語れば、それだけで一冊の本になるほどなので控えますが、いろいろと学んで辿り着いた答えはシンプルであり、「ま・ご・わ・や・さ・し・い」で十分だとわかりました。単に死ななければよいのであれば三大栄養素中心で構いませんが、健康的な体を手に入れたいのであれば三＋四大栄養素＝七大栄養素を生活に取り入れることが求められ、それはすなわち「まごわやさしい」になるのです。その観点からすれば、玄米菜食もこの中に含まれていることがわかるでしょう。ですから、〇〇食事療法という方法論にとらわれず、「まごわやさしい」を意識して食生活を改善することから始めましょう。

ま：まめ（大豆など）
ご：ごま（玄米を含む種子類、雑穀など）
わ：わかめ（海藻類）
や：野菜や果物
さ：魚（魚介類だが、肉でもよしとする）
し：しいたけ（きのこ類）
い：芋（いも類）

あとは食材の質を高めるかどうかになりますが、ここはこだわりの強い世界観となっていきますので趣味の範疇と捉えていただいて構いません。

〈腸〉

ＥＭ（Effective Microorganisms：有用微生物群）と関わりを持つにつれ、農家さんと関わることも増えました。そして、元気はつらつに育つ農作物には根につく菌類が重要であることを知りました。根っこについた菌が土中の栄養素を作物に橋渡しするため、肥沃な土と作物とを結ぶ菌の存在は不可欠となります。更には、畑の菌と農作物、腸内の菌と人体の関係性は、役割的にほぼ同じであることがわかりました。

腸内細菌の重要性は今や有名になりましたが、ここでもなぜ重要なのかを知っておく必要があると思います。腸内細菌を良好に育む2つのこと、プレバイオティクスとプロバイオティクス。簡単に言うと、前者は菌を育む栄養素である繊維質を、後者は善玉腸内細菌を応援する善玉菌を摂取することです。プレバイオティクスの観点からすると、先程の「まごわやさしい」の「さ」以外に繊維質が含まれており、とても理に適っています。プロバイオティクスの観点からすると、本物の発酵食品を摂取することです。腸内細菌のすごすぎる恩恵を列挙します。

・人が分解できない栄養素を更に細かく分解してくれる
・吸収効率の悪いミネラルの吸収を助けてくれる
・有害物質を分解して無害化してくれる（腸内の有害物質は腎機能障害や動脈硬化促進を起こすことが報告されている）
・ビタミンB群の一部やビタミンKをつくってくれる
・心を安定化させるセロトニンというホルモンの前駆物質をつくってくれる
・悪玉菌の繁殖を抑える酸性に傾けてくれる（メタンガスや硫化水素などの有毒ガスの発生を抑えることにつながる）
・悪玉菌への攻撃物質をつくってくれる
・免疫力全体を高いレベルで安定化させてくれる
・NK活性（対がん免疫力）が2〜5倍向上する
・腸の蠕動《ぜんどう》運動が活発となり排便しやすい環境となる

この凄すぎる腸内細菌の恩恵にあずからずして健康は語れません。どんなに食材をよくしても、腸内細菌が整っていなければ意味は半減します。腸内環境を制する者は健康をも制すると言っても過言ではありません。食と腸は健康への両輪となるのです。

〈筋〉

農家さんと会っていてふと思ったことは、皆さん高齢でも現役でとてもお元気なことです。94歳のおばあちゃんが普通に田んぼをやっていたり、103歳のおじいちゃんが畑仕事をしている姿には驚きます。これは体を動かすことと深い関わりがあると思い、筋肉について調べてみてなるほどと思いました。

筋肉は使えば使うほど、修理修復ホルモンでもある成長ホルモンの分泌が促されることがわかりました。子どもにとっては成長ホルモンですが、大人にとっては修復ホルモンなのです。日常的に全身の筋肉を使って眠る。その間に入眠後の修復ホルモンが分泌され肉体は修理修復される。分泌のタイミングは眠った最初の3〜4時間ですので、それが夜11時であろうと、朝の9時であろうと関係ありません。ゴールデンタイムと呼ばれる時間帯は時刻ではなく、ぐっすり眠ったときから3〜4時間です。そのタイミングで成長ホルモンが分泌されるのです。このホルモンはアンチエイジング効果（若返り効果）もあるため、農家さんで実年齢よりも若く見える人が多いのはそのためだと思われます。また、筋肉は膵臓のインスリンを要さず、血液の血糖を直接利用することができるため、糖尿病になりにくい体内環境となります。飲んで食べてゴロゴロし続けていると血糖消費は膵臓のインスリン頼みとなり、糖尿病になりやすくなるでしょう。太ったデスクワーカーはその点が問題です（今の私だ！）。世間でよく言われますが、確かに筋肉は嘘をつきません。筋肉を使う利点はエネルギー消費と修復ホルモン分泌という二大巨頭なのです。

もう一つ気になる点として、農家さんで認知症の人にもほとんど出会いませんでした。田んぼの稲作は田植えをしたら秋の収穫まで放置しても米がとれると、都会人は勘違いしているように思いますが（自分がそうでした）、農家さんは1年を通してあらゆる事象を観察していると知りました。田んぼの水を全部抜いて、水を求める稲が地中深く根を張らせる「結着」という時期があるそうですが、毎日観察してそのタイミングを見極めるのだとか。長野のリンゴ農家さんは、肥料を加えるタイミングは山の雪解けパターンが鷲の形になったときと決めているとか。作物の収穫も全て同じ育ち方にならないので、その日その時に収穫する作物を見極める。「ああ、呆けている暇なんかないのだな」と思いました。

よく認知症の予防する方法を訊かれますが、農家さんの生きざまに答えがあると思っています。

〈眠〉

この世に眠らない動物はおらず、襲われたら死ぬしかない無防備な状態になってでも睡眠は必要なわけです。よい食材を食べ、優れた腸内環境を維持し、筋肉運動でアンチエイジングしても、良質な睡眠が得られなければ、健康に至るには不十分です。安眠・熟眠に導く環境と心の安寧《あんねい》を日々整えることが大切となります。人間の1日の生活周期は太陽とともに活動し、日没とともに休息します。気分もそれに連動していますし、自律神経の日内変動も連動しています。まずは、この動と静のメリハリが重要になります。朝日を浴びて目に入る光が増えて覚醒モードに切り替わります。日中の活動とトリプトファン（アミノ酸の一種）の摂取により、心の調整薬となるセロトニンというホルモンが生成されます。暗くなり、目に入る光が減ることで眠りのためのホルモンであるメラトニンがセロトニンから生成されます。夜は間接照明でゆっくりくつろぐことでメラトニン生成は増していきます。

世界的に見て日本の部屋が明る過ぎるのは、「戦後の暗がりを払拭したい」という思いから生まれた習慣といわれています。明るい部屋が常識となっていますが、それなりによいホテルの部屋や欧州の家庭を見ますと（「ホテル　照明」でネット検索）、間接照明がほとんどです。部屋が暗いのではなく、あえて暗めにしてあるのです。静かに薄暗い部屋でゆったり過ごすことがよい睡眠への道となります。そして眠る部屋はキッチリ遮光して真っ暗にしましょう。ＬＥＤランプ１つでも目に光が入れば覚醒のスイッチが入ってしまいます（遠くのフットライトなどの間接照明は可）。夏場は日の出が早く、わずかなカーテンの隙間の光でも覚醒のスイッチが入りますので、早寝早起きを心がけましょう。寝室は静かであればなおよいです。寝具はお高めですが名のある高級ベッドをおすすめします。人生の３分の１から４分の１を過ごす場所なのですから、ベッドの質を落とせば人生の質が落ちてしまいます。あわせて枕も重要で、ピローフィッターがいるお店で買うのもよいでしょう（私は何個の枕を買い直したか知れません）。ストレスフルな社会生活で心の平穏が自宅で得られませんと安眠は妨げられます。

寝る前にスマホやパソコンを使う方が多いようですが、目に強い光が入るだけでなく、サスペンス系でドキドキするような、あるいは戦闘モノで興奮するような動画を見れば脳の眠る準備を妨げます。仕事を家に持ち込んで緊張が継続して不眠になる場合は、薬を使ってでも寝たほうがましだと思っています。緊張を強いられる在宅介護で睡眠不足に陥る場合は、施設を利用してご自身の休息を優先させるなど、何とか改善を模索してください。

食から始まり、健康になるための方法論を模索して「食・腸・筋・眠」の4輪がそろいました。それを基本としたアドバイスを行うにつれて健康に向かう人が増えていく実感を得ていきました。

気づくか気づかないか
――がんで生き残った人は、幸せの青い鳥を探しに行かない

しかし、健康になるのにまだ何か決定的なものが足りないと感じました。そこで「心」という問題を避けては通れないと思いました。心の重要性は当初からあったのですが、うまく説明することができず避けていました。そのためにも、この世のことだけではちゃんと説明ができないので、量子力学や、あの世、臨死体験、胎内記憶、宇宙などを勉強せざるを得なくなりました。

それでわかったのは、目に見えるもののほうが圧倒的に少ないという事実でした。見えるものは、ほんの一部にしか過ぎない。当たり前ですが、私が普通の医者のころは、画像診断とか検査結果とか、目に見えるものしか信じないですし、エビデンスのないものは嘘や偽物と断定していました。そうしていますと、結果的に視野の狭い人間になってしまうのです。しかし、これが医者の基本的なマインドです。清涼飲料水

で重症肺炎が治った医学的大事件が起こるまでは、目に見える事実のみの医学しか正しくないと思っていましたから。

「食・腸・筋・眠」は目に見える事象で体感することができます。しかし見えないことを知る必要性が生じてしまった。そこで必要になるのが心の在り方です。

好きな言葉ではありませんが、「がんサバイバー（がんで生き残った）」といわれる人たちが講演会会場に必ずいることに気づくようになりました。20、30人の参加者の中に「自力でがんを治した方はいますか？」と声をかけると大体1人はいる感じです。講演が終わってから、「私もがんだったんです」と、こっそり耳打ちする人も出てくる。しかし、そんな人に私は病院で会ったことがない。ですから最初は嘘だと思いました。ところがあまりにも会うので、私の心が揺らいでいくのです。そうだ、治った人は病院に行かないから、単に医者は知らないのだとわかりました。そうして、私は知ってしまったのです。医者は、出会ったことのない存在はこの世にいないという視野狭窄に陥るのだと。あなたの主治医もその可能性があるのです。そこでまた、「この人たちはどうやって治したんだ？」と、科学者として思うのです。

その方々にがんを治した方法を聞いて驚きました。ほぼ全員違うのです。ある人はハーブティー、ある人はキノコ。サルノコシカケとか、アガリスクとか、有名なシリーズもあるし、聞いたことがないのもある。ＥＭ・Ｘもその一つ。口にするものだけじゃなくて、極めつきは世界一周飛鳥Ⅱクルーズ。これは拙著にも載っているのですが、末期がんで余命半年と告げられて治療を諦め、意を決して夫婦で世界一周クルーズをして、途中で死んだら海のもくずになりたいと思った方のお話です。

宮崎県の方で、定年退職して悠々自適になって、さあこれからというときに末期がんが発見されて、余命半年と言われたわけです。悲しみと怒りが混在してぐじゃぐじゃになって３カ月が過ぎたころ、どうせお手上げ状態なら、好きなことをして死のうと思い立ち、全財産をつぎ込んで世界一周を楽しもうと決断されたのです（クルーズ船に乗った人はみんな「すごく楽しい」と言います。そんなに楽しいなら、私も乗ってみたい。私の叔母も日本――ハワイだけ飛鳥Ⅱに乗って、楽し過ぎたのでもう１回乗りたいと叫んでいました）。

世界一周には約１００日かかります。余命半年と言われてから飛鳥Ⅱクルーズに出るまでに既に3カ月使っていて、残り3カ月で出発しましたから、生きて日本に戻れぬ覚悟を持っていました。実際乗ってみると楽し過ぎて、ふと気づいたらもう日本への帰路についていたのです。でも、妙に元気で死ぬ気がしない。帰国して検査をしたら、がんが全て消えていたんですね。「全財産をつぎ込んだから、お金がなくなっちゃった。ハッハッハ、どうしましょう」と笑っていました。まあ、死ぬ病気が治ったからいいんですけどね、と。

末期がんが何で治るのか。この方を見る限り「心」しか理由がありません。この世を楽しみ切ることで、がんが消える。これは何を意味しているのでしょうか。

そこから導き出された結論は、この世を謳歌することにより、健康へのスイッチが入るということです。スイッチの入れ方は千差万別で、健康食品シリーズもあれば、○○療法もある。気合いという方もいました。要は何でもいいのです。

残念ながら2023（令和5）年11月1日に87歳で永眠された有名な寺山心一翁さんという方は、40年前ほどに末期がんになりました。私のチェロ仲間で、同じチェリストのファンクラブにいました。彼の存在は知っていたのですが、まさか目の前にい

ると は知らず、「もしかしてあの寺山さんですか？」と知り合いになりました。

寺山さんは、自分がこの病気をつくったことを認識し、痛む部分に手を当て、「これは私の責任だ。元は自分自身なのにこんな姿にしてしまい、本当に申し訳ないことをした」と愛を送っていたら、日に日に痛みが消えていったというのです。

それは「手当て」という単純なものではなくて意識そのものです。気合いもそうだし、世界一周クルーズもそうですが、まずは死を受け入れ、この病を自分がつくったことに「気づく」ことなんです。死の病を前にしたとき、生きていく人とそうでない人の分かれ道が明確に見えてきました。そう、気づいた人と気づかなかった人。病気を治す方法を求め、幸せの青い鳥を探しに行った人は気づけない人だったのです。気づいた人は、ある日、家の中に幸せの青い鳥がいたことに気づく。自分の中に治る力があることに気づくわけです。それだけのことだったのです。手品のタネと一緒で、気づくまでは何だかわからない、どうしてそうなるんだ？　となる。でも、タネを知ってしまったら、なあんだということと同じなのです。山にこもって苦行をせずとも、気づくことで道は開くのです。

意識の扉は、ハッと気づいた瞬間に開いて、青い鳥がそこにいることを知るのです。あと、勝手に治した人たちはみんな、「がんになってよかった」と、軽くサラッと言うのです。中には、「人生をもう1回やり直すとしても、がんにならないとね。がんなくして今の自分はない。だって気づかせてくれる存在だから」と。

ですから、がんを治す方法を探し続ける人は、早くこのことに気づいてほしいと思います。

そして医療相談や健康相談をやっていて思うのは、人に気づかせるのは困難極まりないということです。自分で気づくしかないので、そのきっかけが与えられればいいなと思いながら、いろんなお話をするのです。

そんな中で、気づいた人は共通の反応をします。ハッと息をのんで、首が斜め15度ぐらい上がって、光を見たような顔をします。そうでない人は、「結局私はどうしたらよいのでしょう」と聞いてきます。いろいろ話をして、一発でそうなる人もいれば、5回、6回話をして気づく人もいます。何度話しても気づかない人もいます。

幸せの青い鳥がいる扉を開いた瞬間、気づいた人は唐突に行動を変えていきます。

「仕事を辞めました」「離婚しました」「家を出て商売を始めました」とか、家族の協力を得て違う道に行く人もいます。自分の人生を謳歌する決断をして、即行動する。

印象的なご夫婦は、それまで治る方法を探し疲れていたのですが、きっかけをつかんだみたいで、行動を一気に変えました。外来受診に来るたびに本当に楽しそうで、「〇〇に行ってきたんですよ」と写真を見せてくれたり、「今度はここに行こうと思うんですよ」と笑顔で語ってくれたりしました。残念ながら4年ぐらいで再発して亡くなられました。自分が関わった患者さん、それぞれの行く末を全て知ることはできません。この方の場合、しばらくたった後で「とても充実した4年間を過ごすことができてよかったです。そうでなければ不安ばかりで少しも楽しい時間を過ごせず死に別れるところでした」と感謝の言葉を伝えてくれました。

初めて来院されたときは、「どうしたらいいんだ」と、夫婦そろってドンヨリしていました。3回、4回と話をするうちに、「決めました」と言って旅行するようになって、旅土産を持ってきてくれる。私も話を聞きたがっていたので、それがエネルギーになったのでしょう。亡くなったことは残念ですが、奥様からお手紙が来て、「幸せな最期でした」と。普通だったら、入院して闘病を続けて、抗がん剤などでボロボロになる。そうじゃなくて、当時はコロナ前で世界旅行ができたから、いい思い出がいっぱいできました、と。

それは私の救いにもなります。報告しに来てくれればいいのですが、行く末がわからなくて、どうなったんだろうなと心配することもあるし、亡くなったという報告を受けることもある。いわゆるがんサバイバーもいるでしょう。

全員が全員、病気が治って健康を取り戻せるわけではありませんが、その人の寿命を全うすることが大切だと思うのです。それは１００年かもしれないし、50年かもしれない。５年かもしれないし、半年かもしれない。しかし、要は生きる密度です。長いことが必ずしも重要ではないと思えます。

再発に怯え続け、治す方法を探し続ける人生だけではなく、やることはやりつつ人生を謳歌して、この世を全うすることが大切だと思うのです。

私の場合、自分の身を犠牲にせず、人の体験を通していろんなことに気づかされています。私は運がよくて、まだ大病はしていませんが、実際にがんが発見されたら動揺するかもしれませんけれど、やることはほぼ決まっていますので混乱はしないでしょうね。

脳をだまして「大丈夫」な方向にシステム変更

がんを自力で治してしまう人。この不思議と思われる現象は、脳科学と同じであることに気づきました。笑うと免疫が上がるというデータは昔から発表され続けて、論文数も一つや二つではありません。笑うと免疫が上がるのは、脳内物質のエンドルフィン、ドーパミン、オキシトシンなどの免疫を上げるホルモンが分泌されるシステムが作動することと関係していると言えます。要は、楽しく生きれば、そういう脳になるということです。

脳が素晴らしいシステムなのはみんな知っています。でも、脳は、健康に一切興味がありません。これが脳の残念なところです。もし脳に健康への意識があったら糖尿病にはなりようがありません。欲しがり屋の脳はコントロールをかけないで、むしろ

「食え、食え」と、食べたいだけ食べさせる。やりたい放題で、ギャンブル漬け、酒漬け、惰眠をむさぼる。本能に従うと、ろくなことがありません。脳が健康に興味を持ったら起こり得ない病気だらけです。痛風もあるはずがないし、胃炎や胃潰瘍も、ストレスがなければおそらく相当数は起こらない。

ですから、そんな単純な脳をだませばいいのです。これも有名なことですが、口角を上げるだけで、脳が笑ったと判断する。どんなに悲しくても、箸をくわえてでも口角を上げる。目は笑っていなくても、口角さえ上げていれば、脳は「あっ、笑っている。ではこちらへシステム変更します」と免疫は上がります。そして、首を15度上げるだけでも免疫が上がる。

脳をだますのは、言霊でも十分事足ります。泣きながらでもいいから「私は大丈夫」と言うと、脳が大丈夫なほうにシステム変更するのです。もうダメだと思ったり、言葉に出してしまうと、脳がダメなほうにシフトする。これが心の分かれ道です。大切なことは「言葉に出すこと」です。青い鳥がいる扉を開くか開かないかは、たったそれだけのことなのです。シンプルな話ですが、心の底から気づくことは簡単ではないので、直ぐにできる単純な方法から取り入れてみてください。物事の真髄も宇宙の仕組みも、ものすごくシンプルですから。

でも、がんという病気は、「死」に首根っ子をガシッとつかまれている感じで、どこを向いても死から目をそらすことができない。長年、「がん＝死」という方程式を常識として叩き込まれてきたからです。死の恐怖に駆られている人に幸福を見つけろと言っても無理な話です。例えば、嵐の渦中で青天を見ろと言っても無理なのと同じです。だから、自分で気づくしかない。目の前にある死を受け入れるしかない。まだ生きていることを再認識して、この世に生きる意味を見出す。死を意識させられたことでしか得られなかった経験をじっくり見つめるのです。それが表と裏、生と死、「死を受け入れずして生は輝かず」です。言葉で言うのは簡単ですが、心の底からそうだと思えるのはまた別です。一人でも多くの人に早く気づいてほしいと思います。

病気になったからこそ得られたこと

がんで相談に来られた方に、よく「がんになったことでしか得られなかったことは、何ですか?」と問うのです。「人とのつながりとか、何か気づいたことはありませんか?　例えば今日、私と出会ったこととか、ささいなことでもいいから、ないですか?」と質問すると、100%回答が得られます。家族の愛とか、みんなにこんなに心配されたことはないとか、こういうものに出会いましたとか、○○療法とか健康食品も含まれますが、改めて考えるとたくさんあるのです。

あとは、「自分史を書いてください」と伝えます。現在に至るまでの大まかな分岐点を書く。オギャーと生まれてからでもいいし、今から遡ってもいい。どっちからでもいいから自分史を書いて、なぜそちらを選んだのかという分岐点を明確にするのです。

やるとわかります。選んだつもりになっていますが、実は選んでいない。偶然は必然なのだと。何線に乗ろうかな、どの出口に出ようかなと、人は常に選択の連続です。それも、選択を間違えたというのは思い込みで、選択を間違えたことによって、知らない店を知ることもある。言い換えると、それは出会いとなる。そこにスポットを当てればいいだけのことです。「失敗」として悲しみのスポットを当ててしまえば、それは悲しい出来事となります。

今思い返すと、死にたかった自分がいたから、死にたくなる人の気持ちがわかるのかな。うつ・パニックの人の気持ちも、同じにはなれないけれども、それなりになったから理解はできる。あなたの本当の苦しみはわからないけど、理解はできる。あのつらかった経験ですら、結果としてムダな経験は一つもなかったことに気づくのです。

ですから、今苦しいことでも、きっと将来役に立つと思ったほうがいいです。そういう経験が何度もあります。これはあのときの経験があったからだ。「がんになってよかった」と言う人は、そういうことなのでしょう。自分の人生において必要不可欠な経験だと気づいたのです。

そうして振り返ると、「失敗」というものは消えていきます。オセロのように失敗を成功に裏返すことはできるのです。

気づきが遅かった私は遅咲きのほうです。しかし、遠回りをしたからこそ経験値が増え、全ての経験が糧となり今に役立っている。私の話は外来でも長いので、看護師さんに「あと何人待っています」というメモを置かれることもあります。患者さんの数が回らないから営業的には儲からないけど、それがほかと違うアドバンテージになればいいと思ってやっています。

一人の無限の宇宙を見るホメオパシー

健康への4輪「食・腸・筋・眠」に、肉体を運転する「心」の合体で、私の健康論は完成したと感じました。しかし、学びが進むにつれて「心」という表現では言い表すことができない感覚を抱くようになっていきました。何と申しましょうか、その想いを言語化することができないので、もどかしく悶々としていました。「魂」でもよいけれど、どうしても霊魂やド根性のイメージが入ってきます。量子力学的概念を知ると「ワンネス」が近い感じもしますが、伝えにくいし伝わりにくい。「スピリチュアル」は霊的で怪しげなイメージを日本人は持ちがちです。日本古来の「武道の精神」が近い感じもしますが、極めるには敷居の高さを感じます。悶々としつつも、一般的に馴染みのある表現として「心の在り方」とか「生きざま」が適切なのかなと思い至りました。

そんなとき、ホメオパシーを学ぶ機会を得て、私は４年間の学校へ入りました。それまでに多くの時間とお金をかけて書籍を読みあさり、勉強会に参加したり、各地で経験談をたくさん聞いたりして、自分の経験と知識とを融合させてきました。そんな自分がホメオパシーを学び始めて一番驚いたのは、今までの学びの全てがホメオパシーの中に収まっていたことです。「なんてこった、全部ここにあったのか」と思いました。ホメオパシーで使うレメディと呼ばれる砂糖玉は、薬剤のような特定の物質は全く含まれず、エネルギーのみが転写されたもののため偽医学だと言われがちですが、量子力学的概念を知るだけでレメディを容易に理解できるのです。要は、ホメオパシーを否定する世の中の医者や科学者は、単に知識不足や視野狭窄だったり、自分の権威を守るために必死なだけであることがわかるのです。

この学びはあの世とこの世を知ることにもなりますし、一人の人間をどれだけ多方面から知ろうとするかが大切になります。生まれや育ち、環境による変化、物事に対する反応の仕方、どのような性格なのか、何が好きで何が嫌いなのか、何が得意で何が苦手なのか、など、一人の人生を丸ごと、その人の無限の宇宙を知ろうとする学問です。ホメオパシーは単に○○病に対してどうするかという対処ではなく、その人の人生そのものをご自身の力で根本的に健康へ導こうとする医療です。現代医療の診断術には全く必要としない情報がホメオパシーでは最も重要となり、今までやってきたこととは真逆になる感覚でしたので、この現代医学思考癖からの脱却がとても難しかったのです。

改めて現代医学のやり方を簡単に説明しますと、まず患者さんの症状を聞いて（問診）、病気の方向性を探り（視診・聴診・触診）、それに見合う検査を行い（諸検査）、1つの病名に絞り込む作業を繰り返し（鑑別診断）、病名が決まったらガイドラインに沿って治療と呼ばれる行為をします。ここにホメオパシーで必要な人生観は基本的に入りません。もし有名なプロ野球選手が骨折して整形外科に運ばれてくれば、当然のこととしてその選手の野球人生を加味して治療に取り組むでしょうが、一般人は余程でないと加味されません。病気を診て病人を見ずといわれる所以です。現代医学はその人の病気へ一点集中するのに対して、ホメオパシーはその人を丸ごと包みこんで理解しようとする、と説明すると理解しやすいでしょうか。ホメオパシーを学べば学ぶほど、現代医療界は絶海の孤島で独自進化した特異な文化なのだと改めて実感しました。そんなわけで私は現代医療界を「医学島」と称しています。その島文化を医療標準としているのはＧ７で日本だけだと世界の医療を垣間見て知りました。島から出て世界を見て初めて知る島の狭さ、というところです。

第3章

現代医療にかかわるときは中庸の道を行くべし！

——全てを「悪」と捉えないために

自然派の落とし穴

私は最初、医学とは真逆の概念に触れて、現代医学否定論に走ってしまいました。しかし、医学を否定してしまうと、自分を否定することになる。これが苦しいのです。現代医療のいいところもそうでないところも認め、自然療法のいいところもそうでないところも認める。今はやっと中庸になってきて、両方を認めて一つの医療体系という感覚です。よく現代医療VS自然療法になりますが、これは間違えた構図です。

現代医学の否定。自然派の落とし穴がそこにあるのです。医療を否定せず救急に行けば何とかなるのに、行かずに病状を悪化させるのはどうかと思います。痛み止めも辛いなら使ってもいい。その苦しみがステロイドでしか逃れられないのなら、一時使って、よくなった後、自然療法に任せればいい。悪化したら、ちょっとだけ西洋医学を使うという、両立（中庸）の意識を持てば、もっと楽なのにと思います。

薬が全て悪いわけではありません。２００超えの高血圧を放置し続けることは肉体的によくありません。まず薬で血圧を下げて、その間に薬要らずの体につくり直していけばいいのです。実際、医者は要らぬ薬をいっぱい出すので、大体の人は半分に減らせますが、外せない薬を飲んでいる人も当然います。自然派はそれも外そうとするから危険なのです。分けることなく、その人にとって必要な医療を受けられる世にしていきたいと願っています。

この前も、薬を自分の意志で全部やめたという人が来院されました。糖尿病バリバリの人で、薬をやめたら2カ月で血糖値が500まで上がっていました。このままだと命が危険になりますよ、と伝えました。やめていい薬と悪い薬を判断できないことが、まず自然派の落とし穴に陥る入り口です。必要な薬があるのか、ないのかをまず吟味することから薬減らしをしなければいけない。断薬することがいいことだという風潮になってしまうと、すぐに危険な落とし穴に落ちます。「薬を使うからよくない」ということを書いている人もいるので、それに洗脳されて、薬は悪だと思い込んでしまう。これは危ない考えです。

自然派の概念に出会ったがゆえに落とし穴に落ちて、自然療法なら何でもいいと思い込んで病状を悪化させてしまう人も多いのです。有名なのは断食で、これは諸刃の剣です。断食で健康になった人が断食を勧める。では断食は万人に合うのかといったら、そうではありません。合わない人に向かって、「やり方が間違っている」とか「もっとやればいい」とか、そうなってしまうのです。結果的にお互いを縛り合う事態に陥る。緩さを失うということが大きな問題点なのです。自分が信じているものは絶対だという考えに縛られて、間違った道に入っても気がつかない人たちがたくさんいます。この構図は現代医学の医者と同じです。

断食を指導されていたドクター（お茶の水で開業していた有名な故・森下敬一先生より「血液は腸でつくられる」という千島学説を受け継いだドクター）から直接聞いたお話です。断食は簡単だけど、復食（食事を復活させること）が一番難しい。飢餓状態ですから、体は「くれ、くれ状態」です。そこでバクバク食べると、全生命力を消化吸収に使うので、元の病気が抑えられなくなる。消化吸収でエネルギーを使い過ぎて、消化疲れで体調を崩す。場合によっては亡くなる人が出る。だからそこを気をつけなさいと言われました。

病気が重ければ重いほど、簡単に落とし穴に入っていきます。自分が弱い状況に陥ると、ワラにもすがるという状態になって、ワラが1本出てきたらつかんでしまいます。何本もつかんでしまいますから、つかまれたほうは、

「これがいいのよ。やりなさい」

「よくならないんですけど」

「足りないのよ。もっとやりなさい」

それで病状が進行しているのに病院に行かず、命を落とす人もいます。

「がんという病気は何ですか」と問われたら、不愉快に感じる方もいるとは思いますが、自然派的に言うと「必要悪」でしょうか。その人の黙示録のような気がします。ノアの方舟に乗るのか乗らないのかの選択を迫るかのような病気の気もします。気づくのか気づかないのかの瀬戸際で、死から逃れようとする人は舟に乗れない。

前章でも述べましたが、患者さんの行く末を見てきてそう思うのです。病院に戻っていった人は、「亡くなられたようです」と、そういう報告は遠くから人づてに来ます。紹介されて私のところに来た人については、紹介者に「どうなりましたか？」と

聞くことはありますが、三大療法を受け続けてよくなった人の報告はほとんどありません。

しかしながら現代医療のおかげで病気を克服される方がいるのも事実です。ただ、その確率はかなり少ない印象が強いです。

私の知人に抗がん剤を断って自力でがんを克服した人は何人かいます。例えば子宮がんの末期で余命宣告された人ですが、この前、何年かぶりにごはんを一緒に食べました。現代医療をやめて、人生を謳歌する選択をして、もう何年になるかなあ。今でもとても元気です。その人のフェイスブックを見ると、楽しそうにしている姿を見ることができるので嬉しいです。その意味でSNSはその後を知るよいツールとなります。

そんなわけで、私の強みは両方の医療の良し悪しを知っていることだと思います。自然療法は広過ぎて、全てを知ることはできません。でも、どういうものかという感覚は大体つかんでいます。相談に来る人がみんな「納得できました。自分が何をすればよいのかわかった気がします」と本当に喜んで帰っていくのは、現代医療の良し悪しを伝え、自然療法の良し悪しもくっつけて、更にはこの世をどう生きて、どう死ぬかもお話しするからでしょう。

「好転反応」という言葉を信じてはいけない⁉

まず体には自然治癒力という仕組みがあります。基本的には完全におまかせで、体は常に最善の状態を保とうと努力し続けています。それが成し得ない場合に症状という表現として表に出てきます。治癒力だけでは手に負えないから主のあなたも協力しなさいよ（だるい、食欲がないなど）とか、このままでは命の危険がある緊急事態ですよ（激痛など）、というメッセージが症状です。慢性的に症状が持続している場合、現代医学ではお手上げになりがちです。そこでいろいろな民間療法に頼ることになります。その際、治療家がよく使う言葉に「好転反応」があるのです。

では、「好転反応」とは何ですかと問われますと、現代医学にはない概念であり、これといった定義はなされておりません。簡単に説明しますと、現代医学を除く民間療法を受けた際に起こる何らかの反応を指します。治しきれずに滞っていた治癒力が動き出すことにより、何かが起こるという概念です。その「何か」の全てを指して「好転反応」と呼んでいます。

よく起こり得る反応として、怠くなる、尿の量が増える（色が変わる）、便の量が増える（下痢や軟便など）、微熱が出る、皮膚にブツブツが出る、などです。実際に民間療法の施術により、何らかの症状が起こることは経験されますが、文字通り重要なことは「好転」が条件だということです。ですから、起こったあらゆる反応を「好転反応」としてしまうことはよろしいことではありません。好転反応が起こったとしたら、短期間で軽いものがほとんどです。下痢が1週間続くとか、高熱が4日続くとか、それは違うかなと思います。

医者から見たら明らかに病状進行だとしても、医療素人さんは診断できない。自分の道を信じるがゆえに、たとえ医療が必要な状態になったとしても、「好転反応」という魔法の言葉でつなぎとめて病状悪化を促してしまう方に少なからずお会いします。

正直申し上げて困るんです。こういう人はいろいろな分野にいらっしゃいます。全部「好転反応」で片づける人は信用しないほうがいいと思っています。ホメオパシーですらそういうものがありますから。鍼灸であろうと何であろうと、○○セラピーとついたら必ずと言っていいほど「好転反応」という言葉が出てきます。「ああ、そうなんだ」ではなく、必ず現代医療で今の状態を確認すべきです。

そこで病院は嫌いだ、現代医学はダメだという考えになっていると、病院へ行かなくなってしまう。自ら現代医学を切り離してしまうと、疎遠になった親戚みたいな感じになって、行けなくなるのです。時を経て受診すると「何でここまで放っておいたんだ」などと、悪いことを絶対言われるわけです。下手をすれば「今ごろ来ても手遅れだ」とか言われる。そういうことを言われたくないから行かなくなって、病状が進行して、どうしようもなくなった人に何人も会いました。ですから、特に「重い病気の場合は病院と縁を切ってはいけないよ」と言っています。

下手に縁を切ってしまい、その後医療を必要とする状態になったとき、医療機関はほぼ受けつけてくれないと思ったほうがよいです。それはそれで不幸なので、縁を切らず適度な距離を保つやり方はお教えできます。

整体より整形外科が先じゃないか？
――現代医療と自然療法に優劣をつけない

法律では、人の体に触れる技術には国家資格が必要です。マッサージも、鍼灸も国家資格です。整体はちょっとわかりません。無資格でマッサージとかもその辺でやっていますが、厳密に申しますと人の手が触れたら国家資格が必要なのです。アロマセラピーも同様です。実はみんな結構アウトなことをやっていて、それがエスカレートして目についたときに新聞でたたかれる場合があります。

うちには整形外科もあるのですが、クリニックをやっていて思うのは、みんな先に整体へ行くんですね。「腰が痛くて整体に行きましたが、よくならなくて来ました」とか言われると、最初から来ればいいのにと思うのです。構造的に問題があるかないかを診てもらってから、整体へ行くなら行ったほうが安全じゃないか。多くはありませんが、下手に動かしたことによって脊髄とか神経を損傷してしまった方も実際に来院されます。

首とか腰とかに変形性脊椎症がある場合、バキバキッと首をしならせたりして、頸椎損傷を起こして手足の麻痺を起こすことはあり得るのです。ですから、知らないでやってしまうのは危ないです。それが確定していて整体へ行く場合は、「首は絶対にやらないでくれ」と念を押してから行かせます。

情報のとり方がわからなくて、とりあえず目についた整体へ行ってみようと思うのは理解できますが、自費ですから、そっちのほうが高いんですけどね。医院・クリニックは健康保険です。何をどう選択するかが、ある意味では人生を変えますね。

現代医療と自然療法のどちらが優れているとか、いないとかではなく、どちらにも得手不得手があることを理解して上手につきあってください。

医療や薬は決して悪ではない

くどいですが、医療が悪だというスタンスは本当にやめたほうがいいと思います。

私も最初はそっちへ振れましたが、１００％無意味なのかと考えたときに、そうではないということを改めて理解すると、現代医療も単なる一つの手段としてただ活用すればいいものになります。「切った貼った」という医療の世界の中で、それも一部あるよという感覚を持てばいいのです。

漢方薬も成分を抽出して薬として世に出ているから、主作用と副作用が隣り合わせです。漢方薬は、副作用を抑えるものを混ぜたりして、主作用を目いっぱい引き出そうという考え方で調合されていると聞いています。ですから、間違った使い方をすると逆に体調を崩すこともあります。何となく漢方がいいから漢方を飲んでいるというのは、あまりよろしいことではありません。本当に漢方を学んだ人から処方してもらわないとミスリードされます。

例えば、風邪のひき始めに葛根湯を飲むのは間違いではありませんが、高熱が出てから葛根湯を飲んでも遅いのです。風邪イコール葛根湯ではないというささいな知識を持っていてほしいです。細かいことを言うとキリがありませんが……。

また、「漢方だから安心」と言う人もいますが、漢方だから副作用がないわけではありません。現代薬の副作用は、飲んだ後から調子が悪くなるのでわかりやすい。飲んだ翌日にブツブツが出たら副作用だと思う。漢方はそこまで明確には出ないですよね。それを判断しながら、薬が合っているか、合っていないかを漢方医に確認してもらわなければいけません。

第4章

日本人は体と心を弱められている

——日本人が知るべき戦後の政策

これからの日本を生きる人は大東亜戦争の〝裏側〟を知らなくてはならない

どうして医学島が出来上がったのか。どうして病人が増え続けているのか。健康的な食生活に日本食がよいことがわかってきたのに、どうして洋食文化中心になったのか。そんなことを調べるうちに、戦争が関係していることを知りました。

第二次世界大戦、本当は大東亜戦争と表現されていましたが、GHQが「太平洋戦争」に直したとか。本当の歴史は専門書におまかせしますので、事実と主観を述べていきます。

靖国神社の隣に資料館があります。エスカレーターを昇っていくと、最初に映画を見るスペースがあって、そこではどうして戦争が起こったかが語られています。それは衝撃的でした。これは教科書でも習っていないし、誰からも一言も教えてもらっていないことばかりが語られています。いろいろな情報をつないでいくと、ストーリーとして、アメリカは石油を止めて日本を周りから孤立させ、やむを得ず戦争をせざるを得ないところまで追い詰めた。そして、12月8日に真珠湾攻撃が起こる。実はそのことは想定されていて、アメリカは爆撃されるのをじっと待っていたとかいう話もあるくらい。

戦争への大義名分を得て開戦となったわけですが、東京大空襲と広島・長崎の原爆投下でどれだけの民間人が亡くなったか。結果的に民間人大虐殺なのに、それが正当化されるのが日本人としては不思議です。それがあるから平和があるとアメリカは言う。歴史は勝者がつくるものですし、実際にどうかはわかりませんが、不思議だなと思うのは、アメリカは日本をなぜ占領しなかったのかということです。日本がアメリカになったら、中国の目の前にあって、ソ連（当時）に手が届いてアメリカが有利になるから、多分、列国の猛反対を受けたのでしょう。

日本4分割案というのもあって、ソ連、アメリカ、フランス、イギリスの4カ国が日本を分け合おうとしていた図を見たことがあります。国ごとに色が分かれていて、北海道と東北はソ連の色になっていましたが、結果的には北方領土だけで済んでよかったのかもしれません。あとはアメリカが沖縄を占領しただけです。裏でどれだけのことがあったのでしょう。

残った日本へGHQは何をしたのか。世界で唯一アメリカに刃向かった国、日本ですから、普通に考えて捨て置けない存在のはずです（※「普通に考えて」というのは大事なことで、「普通」とは、なるべく人間が持つ感覚で物事を見ることです）。アメリカにとって日本は許し難い存在のはずです。また刃向かわれたらたまらない。どうしたら無力化して支配できるか。そこで日本の文化を奪うことにしたのです。

アメリカが日本に対して最も恐れたのは特攻です。資料館で特攻隊員の遺書を読むとわかるのですが、特攻をしたのは実はお国のためではなく、1秒でも家族の命を長らえさせるために敵艦へ突っ込んでいたのです。それを資料館の遺書を見て初めて知りました。ガラスに入った直筆の遺書がバーッと並んでいて、4つか5つ目で号泣して読めなくなりました。

何で誰もこれを教えてくれなかったんだろうと思いました。事実はそこにあるのに一般社会から実質的に隠蔽されているのです。私は都内の学校にいましたから、すぐ行ける距離にいるのに、学校で社会科見学にも行ったことがない。

これは誰が操作しているのか。見せたくないけれども、置かなければいけないものがある。見たいなら見てもいいけど、それを教育へは絶対に取り入れない。真実を積極的には誰にも教えないというスタンスを感じる。しかも靖国は戦犯を祀ってあるから、政治家はそこに行くだけで批判を浴びることもあります。「靖国に参拝する」と堂々と言えない雰囲気がつくられている。しかし、その横の資料館で本当のことが語られ、本物が展示されているという衝撃。日本が自国の歴史をちゃんと教えないのはおかしい。こんなことでもアメリカが日本の首根っこをつかみ続けていることを感じるわけです。

ＧＨＱが日本に対して行った政策は次の通りです。

・禁じたもの：大麻（文化と神事の弱体化）、天然塩、伝統医療、神道教育、宗教団体、日本史、軍隊（戦争放棄）、財閥、戦争・復讐・怨恨などの映画

・減らしたもの：お米（主食＝文化を変更）

・加えたもの：牛乳、小麦（パン）、民主化（国民の骨抜き）、国民の人権（女性解放）、極東の軍事基地（最重要）
・残したもの：天皇制、政府（間接統治＝裏で操る）、個人信仰としての神道、新嘗祭（勤労感謝の日とされる）
・行わなかったこと：植民地化（日本の皮を被ったアメリカでいることが有利と判断した）、全神社の取り壊し（この精神性が戦争へ駆り立てる原動力と考えたが、新嘗祭の視察後に問題なしとされ取りやめとなる）

世界でアメリカに直接敵対した唯一の国、日本。高い結束力と技術力、その国を従順な飼い犬にすることが最善と考えた政策は成功したといえるでしょう。

日本弱体化計画――①牛乳

先に述べてわかるように、今の日本をつくったのはGHQです。文化と教育で日本人を弱体化させました。お米を取り上げてパンを与え、パンと牛乳をセットにする。それはいまだに残っています。私が病院勤務時代（1990年くらい）で一番不思議に思ったのは病院食でした。蕎麦に牛乳がついてくるのです。栄養科に「あなたは蕎麦を食べながら牛乳を飲むのか？」と苦情の電話を入れたら、「栄養学的には合っているんです」と言われました。「栄養学的に合っているからといって、あなたは飲むのか」と聞いたら、「そんなこと言われても」と困っていました。うどんにも牛乳がついてくるので、病院食を見ていて、ずっと不思議に思っていました。今はどうなっているのでしょうか。

栄養学として牛乳が必須アイテムにさせられてしまっている不思議。牛乳を飲んだらカルシウムがとれるという幻想がいまだに根づいています。それは100％間違いではありませんが、牛乳のカルシウムはカゼインというタンパク質にしっかりと包まれています。カゼインは人間が持つタンパク分解酵素では非常に分解しにくいタンパク質です。やっとカゼインをパカッと割って中身のカルシウムが出たらそれは吸収できるけれども、大半がそのまま流れていってしまう。例えば、ヤシの実がゴロゴロとベルトコンベアに乗ってきました。1個取って、一生懸命皮をむいて中のミルクを取っている間に何個も行ってしまった。そういう感覚です。

そうであるならば、カゼインが分解された状態のものを食べたほうがカルシウムが効率的にとれるのではないか。そのカルシウムとは菌が醸《かも》したものなのです。菌はタンパク質を分解します。たとえば、大豆が分解されて、アミノ酸豊富な味噌になるように、発酵食品というのは栄養素に分解されているわけです。牛乳は嗜好品としてなら問題ありません。ちゃんと発酵させてつくられたヨーグルトやチーズなら、カゼインが分解されてカルシウムが外に出ています。ですから、カルシウムをとろうとして牛乳を飲むのは効率が悪いんじゃないかな。

では、カルシウムさえとれば骨が丈夫になるかというと、そういうわけではありません。カルシウム、マグネシウム、リンの3つで動くので、カルシウムだけをとり続けていたら余って捨てられてしまうのです。3つのバランスが重要なので、常に状態を把握して体が細かく調節しています。カルシウム濃度は血圧管理にも直結するので、本当に厳密にコントロールされています。

ですから、単にカルシウムをとり過ぎると、要らない分は捨てなきゃいけません。捨ててしまうと、捨て過ぎて足りなくなった分を骨から持ってくる。カルシウムをとり過ぎて骨粗鬆症が進行することもありますから、カルシウムだけをとればいいという概念は持たないほうがいいでしょう。カルシウムではなくＭＢＰに着目して商品化しているものもありますが、これなら、まあ、いいかな。

ともかく、ちゃんとミネラル成分をとるような食事をすれば、サプリメントは特に要らないと思ってほしいです。その基本は先に述べた「まごわやさしい」です。あれをちゃんと守るというか、それも縛られてしまうと大変ですが、１週間のスパンで「まごわやさしい」がコンプリートできたら、特にサプリメントなしでもよしと思っていいでしょう。サプリメントは栄養補助食品なので、不足しているなら補助してもいいということです。毎日コンビニや外食ならサプリメントはあってもいいかな。

また、イワシの骨せんべいが体にいいからと、１日中それだけを食べ続けたら、それはただの偏食です。何を食べても偏ったらアウトです。自然派でも偏る人はおりまして、○○でなければならないという縛りになったりするなど、結局自分をがんじがらめにして身動きが取れなくなる。それは非常によろしくないですね。

そのように偏ってしまうのは思考停止している人、考えない人なのです。「Aがいいよ」と言われたら、「A、A、A、A、A」。「Bだってよ」と言われたら「B、B、B、B」となる。思考が働かないと、人が言ったことを鵜呑みにしがちです。なぜならば、そのほうが楽だからです。勉強して、思考して、1枚の絵になったときにはすっきりしますが。全体像を1つの絵にするのは大変な作業なのです。

ともかく信じる事実を積み上げて、重ね合わせて、1枚の絵になって整合性がとれたら正しいことだと思っています。整合性がとれているか否か、これが私の正しいかどうかの判断基準です。整合性がとれなかったら、何か情報が足りないか、入れた情報が間違っていると考えます。これをずっと繰り返しています。

話を戻しましょう。我々日本民族は、麻の茎で繊維をつくって日常の服としたり、神事を行っていました。しかしGHQは日本の文化と神事を恐れ、神事に使う分だけの大麻を決められたところにだけ栽培する許可を出しているのです。あと、塩化ナトリウム化合物のみにして天然塩も奪い、天然塩田を全部閉鎖させました。

医療に関しても現代医療のみが正しいとされ、伝統医療も禁止にしました。これを禁止されたがゆえに、伝統医療＝怪しいという風潮がつくられてしまいました。それでも一部は残り、例えば直傳靈氣《じきでんれいき》が「Reiki」に変わって、世界へ広まり、逆輸入の形で「Reiki」が日本に戻ってきました（今も直傳靈氣は京都で伝承されています）。

これはもともと家庭の「手当て」が本流です。アメリカに行くと、ラグビーがフットボールになるように系統化され、「Reiki」には細かいランクがつくられています。学んだ分だけランクと権威が上がる仕組みです。人はパッと見て理解しやすそうなものを合理的と取り入れる習性があります。「魂」とか、抽象的な日本古来のものは深く学ばないとわかりにくい。だから、わかりにくい直傳靈氣よりわかりやすい「Reiki」のほうが普及するのです。

全てと言ってもいいでしょうが、今の日本は、私たちの知り得ないそういう裏事情でつくられています。ですから、事実を見ながら、「おかしいよね」と推察するしかないのです。塩を規制してもしようがないということでしょうか、自由化されたのは1997年です。結果的にアメリカの自動車業界も電気業界も一時は日本に圧倒されました。今、いくつかの家電会社は海外の会社に売られています。会社を潰してほかの国に売ることになっているのでしょうか。会社名は残しながら、技術は海外へ渡っていくのかも。ちょっと心配な日本。

日本弱体化計画──②小麦

最近はグルテンフリーとかがはやっていますが、グルテンという物質が小麦に入っているかと思ったら、入っていないのです。グルテニンとグリアジンの2つのタンパク質が練り合わされると絡み合ってグルテンという物質になるのです。では、バラけているときは関係あるのかないのか、練ったものを食べたら何か起こるのか、小麦粉をなめたらどうなるのか。焼いても同じグルテンなのか。

本当にグルテンが悪いとしたら、パンの文化は一体何年たっているのか。フランス人に「パンを食うな」と言うのと、「日本人は米を食うな」と言うのと同じじゃないですか。何かが間違っていると思うのです。もしかしたら、遺伝子組み換えの小麦粉を使ってつくられた小麦はよくないのかもしれない。そこはわかりません。

グルテンがなぜ悪いのか。世界ランク１桁のテニスプレーヤーが「グルテンはいかぬ」と言い始めたら、ブワーッと世界に広がった。理由を調べようと思いましたが、実は理由がよくわからないのです。ネットに書いてある内容は腑に落ちない。皆さんは世界的アスリートと同じ生活をしていますか？　実際に小麦アレルギーの人はいるから、その人は食べてはいけません。ではグルテンを問題視すると、ヨーロッパの食文化を否定することになる。単にグルテンが悪いという言葉に踊らされるのはどうなのかと思わざるを得ません。思考を停止すると「そうだ、そうだ」になります。すぐに右にならえになるのはＧＨＱのおかげですね。そのほうが楽だから、国民の多くはみんなそうなってしまっている。

小麦粉を練るとモチモチのグルテンとなりますが、パン、パスタ、ピザ生地、うどん、スイーツの一部等、食材としては豊富です。ちなみに小麦アレルギーもあれば米アレルギーもあります。アレルギーを引き起こしやすい説もグルテン一つに責任を押しつけることが正しいとは到底思えません。日本人は米食でパン食に慣れていないと言ったら、うどんは全国にあるので筋は通らない。

グルテンはリーキーガット症候群（腸粘膜に穴が開く症状）を引き起こす説ですが、そもそもリーキーガットの症候説明が全く筋の通らない内容です。

炭水化物で血糖上昇を問題視するなら米も同じですし、スイーツ全てを対象にすべきです。

ほとんどの人がしなくてよい減塩とグルテンフリーは同じ匂いがします。皆さんはどうお考えになりますか？

右にならえ——「個性」をあえて伸ばさない日本

アメリカがつくった制度は、結果的に日本国民の意識を骨抜きにして歯向かう思考を消すことに成功しました。日本の政治家が起こしてきた事件の数々はうやむやにされ、海外ならクーデターや暴動が起こってもおかしくはないことも日本人はじっとしている、私も含めて。こうして、少し学ぶだけでいろいろなものが見えてきます。

骨抜き教育というのは「右にならえ」の人を増やすことです。それが今もずっと続いています。昔の軍服を素敵な制服にして、その制服を着たいがために入学したりもします。右にならえが当たり前の風潮がつくり出されている。だから、人と違うことをすると学校から目をつけられてしまう。個が立つといじめの対象にもなり得ます。それでいて文部科学省は「個性を伸ばす」と言っている。どうやって？　ムリでしょう。

文部科学省は、未就学児を精神鑑定して、発達障害を振り分けて小児精神科送りにするという指導を教育委員会に行っています。入学する前に選別するのは優生保護法のように、優れた者だけを学校に入れましょうということと同じではないでしょうか。学校に対して文書で「指導」が出ましたし、知人の教員からも「指導が来ている」と聞きました。小児精神科に送られたら、たいていの場合、発達障害系の診断名がつけられて薬漬けになるでしょう。

小さいときに薬漬けにされると、ボーッとして脳が働かなくなりますし、別枠で教育を受けることにもなる。これも結果的に右にならえの人をつくり出すシステムに拍車がかかっているのではないかと。

もしそれが昔からあったら、きっと黒柳徹子さんは存在しません。『窓ぎわのトットちゃん』（講談社）を読むとわかりますが、彼女は異端児の極みです。改めて世の中の天才と呼ばれる人たちを見ると、みんな異端児なんですね。ガリレオとかアインシュタインもそのうちの一人です。

コロナ禍では「マスクをしているのが正しいこと」でした。日本人がみんなマスクをしていたときに、アメリカの大リーグのテレビ中継を見ると、誰もマスクをしていない。それを見ているのに、日本人は誰もマスクを取らない。マスクを取ると文句を言われるかもしれないという恐怖心から取れないのです。つまり、右にならえです。

アメリカの教育や国策がある意味優れているのはＧＡＦＡ（アメリカの大手ＩＴ企業4社の総称：Google、Apple・Facebook・Amazon）を見ればわかりますが、競争社会で格差社会、差別も強烈です。何が正解かはわかりませんが、日本的思考停止は一番よくないことと思います。

そこからなぜ脱却できないのか。それは思考停止したほうが生きるのに楽だからです。右にならう世に抵抗するとバッシングを食らいます。ryuchell（りゅうちぇる）さんの死は本当にショックでした。自分らしく生きて、バッシングされて、自ら命を絶った。ＬＧＢＴ法が成立してもこういうことが普通に起こるのは、まだまだ個性を尊重できない根が深く、まだまだ多くの人々は未熟なのだと思わずにはいられません。

コロナ禍で顕著になった日本人の風潮

更に、コロナ禍を見れば、日本人がどういう行動をしてきたかが簡単にわかります。世界で打った新型コロナワクチンが効かずに再蔓延しているという事実を見て、「コロナワクチンを打て」と言うのはおかしいでしょう。２０２３（令和５）年の５月８日から新型コロナが感染症法５類に移行して、当院にも風邪をひいている人がいっぱい受診するようになったのですが、その中には新型コロナ抗原陽性患者さんがたくさんいました。その人たちに確認すると、95％以上がワクチン接種者です。中には６回打っている人がいました。３月に打ったのに６月に発症した人もいました。半年で２

回目の発症という人もいました。これらの事実はコロナワクチンが効いていないということを示しています。また、新型コロナウイルスの型がかなり短期間で変わるという事実をも物語っている。型が変わるということは、インフルエンザと同じように、コロナワクチンをつくることは不可能だということです。

事実を見れば、コロナワクチンが効かないことがわかる。重症化を防ぐというのはウソにしか聞こえない。発症したのは、防げなかったという事実です。ワクチンというものは、効くか効かないかではなく、感染症を防げるか防げないかだけです。発症して軽く済んでいるのは、あなたの免疫のおかげも十分あるのではありませんか？　発症これをワクチンの効果のみだとすり替えているのが医学ではありませんか？　更にそれを取り上げているのがメディアです。

メディアもよく見ると問題のある報道の仕方をしています。新型コロナウイルスは弱毒化して重症者や死亡例がかなり減少しているというのは本当です。問題はこの後に、コロナワクチン接種者のほうが後遺症を来す確率が低いという医学者の調査をくっつけてしまい、接種誘導に持ち込んでいる点です。後遺症を来すかどうかはその人の健康力の問題で、コロナワクチンのおかげとは言い切れない。有効性のエビデンスのみを取り上げ、副反応は表に出てこない。報道情報にはかなりの偏りがあると思って見る必要があるのです。

コロナワクチンの新商品入れ替えに伴い、国は旧タイプを廃棄しました。金額は公表されませんでしたが世の中には計算する人がいるんですね。約１８００億円を超えるようです。皆さんの税金です。そして、更に新しいコロナワクチンを公費負担にしました。それを打っても発症者は受診してきました。２０２４（令和６）年３月末に全ての補助は打ち切られ、同時に１５００万回分のワクチン廃棄が報じられました。あ～あという感じです。

更に驚くべきは、２０２３（令和５）年度の子どもの「予防接種のスケジュール」の一番上には、「新型コロナ（臨時）」と書いてありました。臨時で任意だとしても、一番上に載っていたら心情的に打つべきものという圧となります。生後6カ月で打ち始める。これをまともだと思うのか思わないのか。私には単に誘導としか見えません。

第5章

母子手帳は「洗脳手帳」？
私たちは、生まれたての赤ちゃんを前にして何を考えるべきか？

母子手帳は人に見せてはいけない

ここで母子手帳についても書いていきます。『母子手帳のワナ』（髙野弘之著、四海書房）という本もあるので参考にしてください。

母子手帳は子育てにはあったほうが便利だよね、ということで配布されるようになったようです。その結果、日本全国に広まり、自治体が配るようになって記録を義務化していったという経緯があります。母子手帳がなぜ普及しているかというと、思考停止ができて楽だからです。

子育ては誰でも初心者です。太古の昔からベテランはいません。ですから知恵袋として、お父さん、お母さん、上の世代のおばあちゃん、おじいちゃんで、世代を重ねてずっと伝わってきました。それが核家族化するに従い、母親のワンオペレーションになっていき、命を預かる責任が重くのしかかってくる。不安な子育てだから母子手帳に頼るしかなくなるのです。

母子手帳を見ると、何ページにもわたって「子育ては不安ですか？」という質問が書いてある。こんなことを「いちいち書くな」と思います。不安なのは当たり前です。「不安です」と答えたところで、誰かがカウンセリングしてくれるわけでもありません。子育て初心者の親は、母子手帳に書いてあることを正しいと思い込む。もはや洗脳と言ってもいいでしょう。

いきなり１ページ目に、「家庭や仕事など日常生活で強いストレスを感じていますか」と書いてある。そんなのは当たり前です。いいですか？「あ、た、り、ま、え」なのですよ!!

「妊娠中どう思いましたか」
「どういうふうに過ごしましたか」
「出産の状態」

これは、記録として、将来子どもに見せるつもりで愛に満ち溢れた文章を書けばいいのです。

私はお母さんたちに、「母子手帳の内容は参考程度にしなさい」といつも言います。

子どもの成長記録として使うつもりでいてください。

「母子手帳を忘れました」――バレないために演技しよう

どんなに普通に暮らしてきた人でも、いざ赤ちゃんを抱く事態になったら、命の重さを感じます。育てなくちゃいけない責任感とすごい重圧の中で、どう健全に育てようかという、母性と言っていいと思いますが、本能が働くわけです。「子どもは好きじゃない」と言っていた男性も我が子を腕に抱いてしまうと父性でしょうか、「可愛い」と思ってしまい、この子のために何でもしようと感じてしまうものです。

そのとき、ふと、母子手帳に書かれていることが頭をよぎります。このK2シロップを飲ませていいのか、生後2カ月からワクチンを打ち始めていいのだろうかという疑問が湧くのです。打たせたくないけど、打たないと不安になったり、下手するとバッシングを食らうこともあります。

一番問題なのはパートナーの理解が得られるかどうかです。理解者がいないのは苦痛です。お父さんが先に気づくこともありますが、たいていはお母さんが気づきます。気づいてもパートナーに伝わらないことも多々あります。今までアドバイスしてきてつくづく思うのは、人を説得して変わることはありません。人間は情報を渡して、受け取った人がどう行動するかを期待するのみです。タネをまいて芽が出るかどうかは、土と環境と水次第です。

ですから、夫婦で予防接種のこと、K2シロップのことを一緒に学んでほしいのです。「(夫または妻に)理解されないんです」というパターンはありますが、一般的にワクチンを打つのが常識だからみんな知った気になっているだけです。医者も「予防接種は効く」というところからスタートしているので、打つことに何の疑問も持たない。逆に打たない人の頭がおかしいとさえ思っているのは、医者マインドです。それを周囲が支持し常識となるのです。

だから、今の世の中でワクチンを打っていないことがバレてはダメなのです。真っ白な母子手帳を常識人に見られてはダメなのです。病院に行ったときは、「すみません。私、おっちょこちょいで母子手帳を忘れました」と言えばいい。自然派ママの常識として母子手帳は門外不出です。自分の子どもの成長記録ですから、人に見せなくていい。健全に成長しているかどうかは健診でわかります。母子手帳を求められても「家で書いておくので記録を下さい」と言えばいい。「すみません、いつも忘れちゃって。入れたはずなんですけど、バッグを変えて置いてきちゃったかな」と、演技力を磨いてください。

では、予防接種については何で学ぶのか。ネット検索で学ぶと間違えますから、私のブログを読んだりオンライン相談を利用するのはオッケーです。私は事実に基づいて、ここにこう書いてあるよね、これはこういう意味でと、一個一個説明します。

一緒に学ぼうというパートナーがいたら、見込みがあります。夫婦で来るのは頭の柔らかい人です。「そんなの打つのは当たり前だろう。バカじゃないの？」というスタンスのパートナーだと、理解は得られません。あとは孤独な闘いになります。一番近い人に理解されないのは悲しいことです。常識に支配されている人間は、大体人の言うことを聞かないことが多いので、なかなか難しいと思います。

また、双方の両親の意見が少々問題になります。特に母子手帳に一番重きを置いていた世代ですから、「大切な孫にワクチンを打たせないうちの娘・息子を説得してください」と、医者に行く場合があるのです。そんな場合、「うちは、うちの家庭の考えでやっておりますので、ご心配なく」と言って、母子手帳を見せなければいいのです。

日本語のいいところは、曖昧な言葉があることです。「ワクチン、ちゃんと打ってるの？」と聞かれて、「打ってません」と言ったら角が立つので、「大丈夫です。おかげさまで」と言えば、どっちかわからない。あとは忖度してもらえばいい。「打ってるのよね」「そりゃあもう、一般的にはそうですからね」と、「打っている」とも「打っていない」とも言わない。こうやって曖昧な日本語を使って、のらりくらりとかわしていけるのです。

しかし、医者とは面と向かうので、もし打っていないことがバレたら、頭のおかしい親だと罵倒されるパターンもまだあります。小児科医から説教を30分食らったという人もいます。看護師も入ってきて、取り囲まれて責め立てられた話も聞きました。そんなヒマがあるなら診療しろというぐらい、説教して親を泣かす医者もいる。赤ちゃんに向かって「打ってもらえなくて将来がかわいそうでちゅね～」と言い放ち、立ち去る看護師もいました。言葉のエネルギーは強いので、さすがにやられてしまいます。

まずはバレないように、母子手帳を誰にも見せない。アホを演じて、「何だ、このアホな親は」と思わせておけばいいのです。医者の手のひらに乗るのではなくて、アホなふりをして、自分の手のひらに医者を乗せて転がすのです。

そして、バレたときは人のせいにする。「私は別に打つのは構わないんですけど、姑・義父が……」と。特に「嫁の敵は姑」というパターンは世界共通のようで、夫の母の意見だと、言うことを聞かなきゃいけないという風潮を利用して、「私の意思ではないのです。何かよくわかりませんけど、打たないでと言われているのです。先生からも言ってくださいよ。今度連れてきますから」と言って、姑を連れていかない。「声をかけたの？」「かけたんですけど、何か忙しいみたいで」とか、「実家が遠いので」とか、適当なことを言って、誰にも会わせなければいいのです。

要は、バレなきゃいいのです。バレたときは人のせいにする。「何かよくわからないんですけど、義理の母・父が自然派とか言われている人で、ちょっと頭が上がらないんですよね」と言えば、「そんなことあるか！」と言う医者はいないです。そういうときは社会の常識を利用すればいいのです。

K2シロップ——誕生して最初に口にするのが人工物でよいのか？

母子手帳には「生後1週間以内」のところに、K2シロップ投与の実施日を書くようになっています。任意なのに、あたかも義務かのように説明される。あるいは、お母さんの知らない間に赤ちゃんの口に入れてしまう施設も山のようにある。この世に誕生して初めて口にするものが、人工物まみれのK2シロップでいいのか？　というのは普通の感覚だと思うのですがどうですかね。やはり可能ならば初乳をあげたいと思いませんか？

K2シロップが普及したのは、ビタミンKが不足して血液を固める力が弱まり、脳出血を起こして亡くなる赤ちゃんがいたからです。確かにそれは問題です。ビタミンKは胎盤をほぼ通過しないので、妊娠中にお母さんがいくらビタミンKをとっても、生まれた後に足りなくなるのは確かです。日本産婦人科学会でも、産後の母親がビタミンK2を服用することが脳出血の有効な予防法であるとしています。脳出血が起こる時期は生後1カ月ぐらいが一番多いです。だから、生まれてすぐにK2シロップをあげる必要はなく、母乳が始まってからでも間に合うでしょう。

ビタミンKは納豆に多いので、出産後にお母さんが納豆をバクバク食べて、ビタミンKを豊富に蓄えた母乳をあげれば子どもに十分量行くはずです。自然派のお母さんであれば、その努力をして母乳でビタミンKを与えるのも一考ではと思います。もし母乳が出なかったら、または不安であればビタミンK2シロップをあげるのは仕方ありません。

小児科学会は新生児にK2シロップを投与すべきだ、産婦人科学会は母親がビタミンK2をとり母乳で与えればよいとする。どちらも正しいですが、どちらが常識になったのか、だけなのです。

実際にK2シロップが赤ちゃんの脳出血による死亡率を下げるかどうかは、教科書的に医学常識として記述されているので、医者はそれを盲信している状況です。数値を調べてもちゃんと出てこないのですが、K2シロップが普及する前でも脳出血する新生児は稀であったことは確かです。このご時世で、もし医療側がK2シロップを与えず、新生児が脳出血で亡くなれば訴訟では敗訴になるでしょう。そんなリスクは冒せませんので常識として投与するのが当然であり、正義なのです。後述の厚生労働省のウェブサイトを調べても「知られている」で片づけられていて、実際の出血率を知ることは困難です。得られる情報を記します。

2005年の全国調査では、乳児期の頭蓋内出血症がわずかながら発生（1999年〜2004年の間の発生は出生10万人に対して1・5人）していることが判明しました（3回法：1989年から出生時と生後1週間（産科退院時）と1か月健診時の合計3回のビタミンK2シロップの投与が推奨されている）。

しかし、生後3か月まで週1回の投与を続ける方法だと、発生がゼロになることがわかりました。そこで、2010年に以下のような改訂ガイドラインが発表されました。

生後3か月までは、出生時と以後毎週1回のビタミンK2シロップを投与する（合計13回）。母乳を与えている母親にはビタミンKを豊富に含んでいる食品（納豆、緑黄色野菜）を積極的に食べるように勧める。1か月健診の際に人工栄養が主体の場合、ビタミンKは必要量がミルクに加えられていますので、1か月健診時の内服で終了してよい（合計5回）。

（参考：かわかみ整形外科・小児科クリニック「ビタミンK2シロップ」https://kawakamiclinic.or.jp/syoni/tips/%E3%83%93%E3%82%BF%E3%83%9F%E3%83%B3k2%E3%82%B7%E3%83%AD%E3%83%83%E3%83%97/）

厚生労働省の報告（2009年5月）によりますと、このような記述になっています。

ビタミンＫは胎盤を通過しにくいこと、母乳中のビタミンＫ含量が低いこと、乳児では腸内細菌によるビタミンＫ産生・供給量が低いと考えられることから、新生児はビタミンＫの欠乏に陥りやすい。出生後数日で起こる新生児メレナ（消化管出血）や約1か月後に起こる特発性乳児ビタミンＫ欠乏症（頭蓋内出血）は、ビタミンＫの不足によって起こることが知られており、臨床領域では出生後ただちにビタミンＫの経口投与が行われる。

（参考：厚生労働省「ビタミンＫ」https://www.mhlw.go.jp/shingi/2009/05/dl/s0529-4l.pdf）

日本小児科学会の提言では、新生児と乳児期早期はビタミンＫ欠乏性出血症を発症しやすく、その中でも肝胆道系疾患を有する児はビタミンＫ欠乏による頭蓋内出血のハイリスクであると記述されており、健常児が出血を起こすリスクは如何ほどのものなのかと思います。

（参考：日本小児科学会「新生児と乳児のビタミンK欠乏性出血症発症予防に関する提言」https://www.jpeds.or.jp/modules/guidelines/index.php?content_id=134）

報告内容にはこうあります。「８５４施設から回答があった」「調査結果は、47施設で78症例のビタミンK欠乏が原因と考えられる出血性疾患があった。」「出血性疾患は48例であり、頭蓋内出血14例、消化管出血29例、その他5例であった。」そして、全例がＫ２シロップの予防投与を受けていたと記載されています。頭蓋内出血を起こした症例の中で基礎疾患がない例は1例のみ。考察にはこうあります。「3か月法によるビタミンK予防投与が肝胆道系疾患の乳児の頭蓋内出血を抑制しうる可能性が示唆された。しかし、今回の調査内容では3か月法による投与で、ビタミンK欠乏による頭蓋内出血を十分に予防できるという証明は困難である。」とのことです。

（参考：「新生児・乳児ビタミンK欠乏性出血症に対するビタミンK製剤投与の現状調査」日本小児科学会雑誌１２５巻1号99～１０１、２０２１年、https://www.jpeds.or.jp/uploads/files/20210119_vitamin_K.pdf）

赤ちゃんへのワクチン接種はどうすべきか？

もともと全てのワクチンは任意なのに、赤ちゃんへワクチンを打つことがあたかも「義務」となっている状況があります。しかし実際は歴史からいくと、１９９４（平成６）年に接種義務を廃止しています。うちの息子はその前に生まれて、娘がその後に生まれているので、息子は有無を言わさず打っていますが、娘は同意書を求められています。最初はよくわからなかったけれども、同意を求めるということは任意だということです。「平成6年に義務接種を廃止し」と書いてあるので、完全廃止ですということで、現在ある予防接種は全て任意です。

予防接種は、制度として定期接種と任意接種の２つに大きく分かれています。定期接種は接種努力義務があります。言ってしまえば、接種しようと努力さえすればいいのです。最低限の努力は同意書を熟読することです。「同意書を読んだ結果、打ちません」と言えば、努力義務を果たしたことになるので、法律上は任意ですからその場

2024年4月版

予防接種スケジュール

大切な子どもをVPD（ワクチンで防げる病気）から守るためには、接種できる時期になったらできるだけベストのタイミングで、忘れずに予防接種を受けることが重要です。このスケジュールはNPO法人 VPDを知って、子どもを守ろうの会によるもっとも早期に免疫をつけるための提案です。お子さまの予防接種に関しては、地域ごとの接種方法やVPDの流行状況に応じて、かかりつけ医と相談のうえスケジュールを立てましょう。

年齢軸（満年齢）：0歳、1か月〜11か月、1歳、1か月〜11か月、2歳、3歳、4歳、5歳、6歳、7歳、8、9、10、11、12、13

種類	ワクチン名	区分	接種済み	スケジュール・注記
不活化ワクチン	B型肝炎（母子感染予防を除く）	定期	□□□	①2か月 ②3か月 ③7〜11か月。0歳のうちに3回接種が必要。3回目は2回目から4-5か月の間隔をあけて受けます。1歳以上でも未接種の場合は、できるだけ早く受けることをおすすめします。（任意接種）
生ワクチン	ロタウイルス（飲むワクチン）	定期	1価□□ 5価□□□	1・2（2か月、3か月）、③4か月。ロタウイルスワクチンには、1価ワクチンと5価ワクチンがあります。遅くとも生後14週6日までに接種を開始し、それぞれの必要接種回数を受けます。
不活化ワクチン	小児用肺炎球菌	定期	□□□□	①2か月 ②3か月 ③4か月、④1歳〜1歳3か月。ロタウイルス・小児用肺炎球菌・五種混合の必要接種回数を早期に完了するには、同時接種で受けることが重要です。
不活化ワクチン	五種混合（ジフテリア・百日せき・破傷風・ポリオ・ヒブ）	定期	□□□□	①2か月 ②3か月 ③4か月、④1歳〜1歳8か月、⑤5〜6歳（三種混合）、①11歳（二種混合）。百日せきの感染予防の目的で三種混合ワクチンを1回受けます。（任意接種） WHOもこの時期の追加接種を推奨しています。海外では4歳以上でポリオワクチンを受けるのが一般的です。（任意接種） 海外では三種混合ワクチンを受けるのが一般的です。（任意接種） 二種混合（DT）：11歳で追加接種（接種対象11-12歳）
生ワクチン	BCG	定期	□	①5〜8か月
生ワクチン	MR（麻しん風しん混合）	定期	□□	①1歳、②5〜6歳。幼稚園、保育園の年長の4月〜6月がおすすめ
生ワクチン	水痘（みずぼうそう）	定期	□□	①1歳、②1歳3か月〜1歳11か月。1歳の誕生日が来たら同時接種で受けましょう。小児用肺炎球菌・五種混合・MR・水痘・おたふくかぜの5本を同時接種で受けることもできます。
生ワクチン	おたふくかぜ	任意	□□	①1歳、②5〜6歳。確実な免疫をつけるために2回受けましょう。（※）
不活化ワクチン	日本脳炎	定期	□□□□	①②③3歳、④9歳。標準的には3歳から接種しますが、生後6か月から受けられます。9歳で追加接種（接種対象9-12歳）
mRNAワクチン	新型コロナ	任意		接種年齢やワクチンの種類によって、接種スケジュールが異なります。事前に最新情報をご確認ください。
不活化ワクチン	インフルエンザ	任意	毎秋	毎年、10月から11月ごろに接種しましょう。
不活化ワクチン	HPV（2価、4価、9価）（ヒトパピローマウイルス）	定期	□□□	キャッチアップ接種（無料）は2025年3月末で終了します。早めに接種しましょう。男子は4価ワクチンを受けられます。（任意接種） 9価ワクチンの場合、初回接種が15歳未満なら2回又は3回接種、15歳以上なら3回接種。小学校6年生になったら受けましょう。（定期接種の対象：小6から高1の女子）
不活化ワクチン	髄膜炎菌	任意	□	2歳から受けられます。海外留学や寮生活をする人などは接種を推奨しています。
	渡航ワクチン		□	海外渡航の際には、上記のほか、黄熱、A型肝炎、狂犬病などワクチン接種が必要な場合があります。渡航が決まったら、なるべく早くトラベルクリニック等で予防接種の相談をしましょう。

生 生ワクチン　不活化 不活化ワクチン　mRNA mRNAワクチン

定期 定められた期間内で受ける場合は原則として無料（公費負担）。

任意 多くは有料（自己負担）。自治体によっては公費助成があります。任意接種ワクチンの必要性は定期接種ワクチンと変わりません。

（濃い網掛け）定期の予防接種の対象年齢　（薄い網掛け）任意接種の接種できる年齢

←○→ おすすめ接種時期（数字は接種回数）　←○→（点線） 添付文書に記載のないおすすめ接種時期

（※）添付文書に記載はないが、接種を推奨

●異なる種類の注射の生ワクチン同士の接種間隔は最短で4週間です（4週間後の同じ曜日から接種可）。

同時接種：同時に複数のワクチンを接種することができます。安全性は単独でワクチンを接種した場合と変わりません。国や日本小児科学会も乳幼児の接種部位として太もも（大腿前外側部）も推奨しています。詳しくはかかりつけ医にご相談ください。

詳しい情報は https://www.know-vpd.jp/ VPD 検索

2024年5月作成

（出典：NPO法人VPDを知って、子どもを守ろう会「予防接種スケジュール」https://www.know-vpd.jp/dl/schedule_age/.pdf）

で断れます。しかし、「それはいけませんよ。何で打たないんですか」と問われたとしても、「それが法律ですから」と答えればよいのです。一方、任意接種は本当に自由意志なので、何の謂われもなく「打ちたくない」と言ったらいいわけです。

予防接種を一個一個言っていくと本当に大変です（予防接種スケジュールは表を参照）。

- B型肝炎ワクチン
- ロタウイルスワクチン
- ヒブワクチン
- 小児用肺炎球菌ワクチン
- 五種混合ワクチン
- ジフテリアワクチン
- ポリオワクチン
- 百日咳ワクチン

●BCG
●MRワクチン
●水痘《みずぼうそう》ワクチン
●おたふくかぜワクチン
●日本脳炎ワクチン
●インフルエンザワクチン
●HPVワクチン

どれを打ったらいいかとよく質問されますが、子どもに本当に必要なワクチンはないと言っても過言ではありません。強いて言えば、麻疹（はしか）ぐらいかなと思います。

国立感染症研究所のウェブサイトで、麻疹の発生状況を見ることができます。一番麻疹が発生した2019年を見ると、子どものところだけ発生件数が少ない。それを見ると、もしかするとワクチンが効果を発揮しているからかもしれない。でも、20歳を過ぎてからは発生件数が上がります。ということは、抗体はもって20年ということですよね。

更に、発症した人の中で、接種した人としていない人が分類されています。全年齢層の発症者の中では接種者のほうが多いのです。ということは、本当に有効だとは言い切れない、でも無効とも言い切れない、データ的に有効かもしれないと唯一言えるのは、麻疹だけです。ほかは、理由を挙げれば意味がないことがよくわかります。

〈B型肝炎ワクチン〉

B型肝炎は母子感染が問題なのでワクチンがつくられている。ですから、母親がB型肝炎でそこから娩出された子どもが感染する可能性はある。だから、打たなくちゃと思うのはわかります。これを垂直感染といいます（一方で、風邪のようにヒトからヒトにうつるのを水平感染といいます）。B型肝炎とC型肝炎は血液を介さないと感染しないので、日常生活ではうつることすらできないのです。夫婦でキスをしたところでほぼうつらない。性行為でうつる場合はある。だから、片方が陽性の場合は相方も必ず検査することが医療界での鉄板です。

さて、以上のことからお母さんがB型肝炎ではない場合、子どもがB型肝炎になることはありません。それなのになぜワクチンを打つのですか。誰からうつるのですか。B型肝炎を持った人と同じ注射器で麻薬を打ち回しているならうつる可能性がありますす。B型肝炎の子どもと一緒に遊んでもうつることはありません。その子の血をごくごく飲んだらうつるかもしれませんが、そんな機会ありますか？　そういうことを考えると、B型肝炎のワクチンを定期化する意味がないとわかるわけです。

〈ロタウイルスワクチン〉

ロタウイルスというのは下痢を起こすウイルスです。激しい下痢を来したら速やかに小児科を受診し、脱水にならぬよう点滴すればいいので、昔と同じやり方で特に問題ないだろうと思います。しかも生ワクチンですから、元気なロタウイルスを体内に入れるわけです。故に、生ワクチンを入れてロタになることもあるということです。そうなったら本末転倒です。特に要らないと思います。

〈小児用肺炎球菌ワクチン〉

小児用肺炎球菌ワクチンは、肺炎を起こすリスクを持っている子に開発されたワクチンです。元気はつらつな子には要らないはずなのです。高齢者にも打つことになっていますが、添付文書には有効性に関してデータがないと書いてあります。「効くんですか？」と聞かれても「調べていないのでわかりません」というスタンスですが、必要ですかね。

〈五種混合（破傷風・ジフテリア・ポリオ・百日咳・ヒブ）ワクチン〉

五種混合のうち破傷風ですが、破傷風菌は地中にいます。酸素が嫌いな嫌気性菌で、土を掘り返して表《おもて》に出て酸素に触れたら失活します。破傷風になるためには、地中深くの元気な破傷風菌を酸素に触れずに体内に注入しなければいけません。それが感染です。

農機具で畑や田んぼをガシガシ耕して、深い土を掘り返して、それに挟まれるとか、田んぼの中に埋まっていた古くぎを踏み抜くとか、そういう場合には破傷風になる可能性があるので、そのときに打ちに行けばいいのです。たとえるなら毒ヘビにかまれたのと一緒で、かまれたら抗毒素で治療します。

基本的に動けない赤ちゃんにそういう可能性はありませんよね。元気はつらつではしゃぎ回って、田んぼに落ちて、何かが刺さるという事態になったら、救急で「破傷風のワクチンを打ってください」と言えばいい。破傷風を発症するには時間がかかるので、そんなに緊急事態ではありません。逆に、そんなときに放置していてはダメです。それは知識として持っていなければいけません。破傷風を発症する菌の毒素に対してはワクチンでしか免疫がつかない抗毒素ワクチンです。けがをしたらワクチンを打てばいいということです。

〈ジフテリアワクチンとポリオワクチン〉

ジフテリアとポリオは自然発生が40年以上ゼロを更新中です。なのでもう要らない。これで5種のうち3種が要らなくなりました。

〈百日咳ワクチン〉

百日咳は菌なので抗生物質が効きます。百日間、咳をしてもほとんど治りますが、激しい咳ですから、肺炎になっているかどうかはチェックが必要です。ほかの菌やウイルスかもしれない、百日咳菌であるかないかがわかったところで、肺炎になったら自動的に抗生物質が出ます。しかも肺炎の原因は百日咳だけではありません。数ある肺炎の原因の中で1個だけ防いで意味があると思うなら、単独で打てばいいということになります。そうすると、「まあ、打たなくていいか」という気分になりますね。

〈ヒブワクチン〉

ヒブは髄膜炎を起こす菌です。このワクチンが出てから髄膜炎が減った気がするという小児科医の友達がいるので、そうなると否定はしきれないとは思います。これは肯定も否定もできません。

〈BCG〉

ＢＣＧは１回だけ打てばいい。これは元気はつらつな結核菌を注射針で皮内へ入れる方法なので１回で済むのです。生ワクチンは元気なウイルスを突っ込むものなので、ワクチンで結核が発症することもあります。「弱毒生」と書いてあるものは生きてはいるが弱った状態の病原体なので、接種後に活発となり発症することがあります。「不活化」と書いてあるものは、ウイルスの断片なので、免疫反応が起きにくいから何度も打つわけです。

ＢＣＧの添付文書には「小児粟粒《ぞくりゅう》結核を予防して４分の１にしたい」と書いてあります。ではどういう人と接するとうつるのでしょうか。それは結核を発症して喀血《かっけつ》しているような排菌している人です。

今やそんな人に会うことはほとんどありません。では、いざ子どもが生まれました。ＢＣＧはどうしましょう。おじいちゃん、おばあちゃんは、昔、結核だったことがある場合が少なからずあります。戦前は結核になって亡くなる人がたくさんいました。うちの父も結核で左肺が潰れていました。だから、ＢＣＧを打つ前に双方のおじいちゃん、おばあちゃんに「胸のレントゲンを確認して、結核の可能性があるかどうかチェックしてほしい」、もっと踏み込んだら、「ツベルクリン反応をやってほしい」と伝えましょう。問題がなかったら孫を抱っこさせてあげる。結核が疑われたら疑いが晴れるまで抱っこ禁止にするしかありません。

あと、日本や世界で、どういう場所に結核菌がいるでしょうか。主に不衛生なエリアやスラム街です。日本にありますか？　スラム街に近い場所は日本にもあります。橋の下とか、ホームレスの集まるところですね。でもそこに赤ちゃんを預けませんよね。ですから、日常生活で結核菌に出会う確率はかなり低いのです。

そして、２０２３（令和５）年に、ＷＨＯは日本を結核低蔓延国に認定しています。ドイツ、フランス、アメリカと比べると発症数は多いですが、東南アジア全域からすると激減しています。そんな国で、打つと18カ所も腕に跡がつくＢＣＧがなぜ要るのかという話です。

しかも、元気はつらつな結核菌を皮膚に打ち込むわけですから、うっかり深く打ち過ぎると皮膚結核になる可能性があるのです。注意書きに「深く打ってはいけません」と書いてありますが、そんなものを読んでいる小児科医はあまりいないでしょうから、暴れる子どもに勢いよく刺してしまうことも少なくはないです。9つの点々が腫れあがって各々が癒合《ゆごう》するような場合は、もう皮膚結核を起こしている可能性があります。実際に皮膚結核になったかもしれないので赤ちゃんに抗結核剤を使うと言われ、私のところに相談に来たお母さんがいました。これも本末転倒で、時既に遅しです。

〈MRワクチン〉

MRワクチンは、麻疹（はしか）と風疹です。麻疹は単独接種もありますから、打つなら単独で打っても構いません。風疹は三日ばしかと呼ばれるくらいですから、3日で治りますし、重症化もほとんどないので、別に恐れるものではありません。

では風疹は何が問題視されているかというと、妊娠初期の女性が風疹に感染すると奇形が生まれる可能性があることです。だったら、小児期ではなく、妊娠の可能性が高まったそのときに打てばいいじゃないですか。そのほうが免疫力も高くなると思いますよ。「抗体は長くて、17年もったらいいほうだ」と添付文書にも書いてあります。子どものうちに打っても20歳までには効果が消えてしまうので、これでは本来の目的を達成できないでしょう。というわけで、もし打つならば結婚が決まってから打てばいいでしょう。

それでもワクチンを打ちたくないという人がいたら、妊娠初期3カ月は引きこもってください。誰とも会わない、ごはんはドアの前に置いておいてもらい、連絡は全部LINEや電話で、夫とも3カ月会いません。そういうやり方もあります。妊娠初期3カ月さえクリアすればいいのですから。

これも国立感染症研究所のデータによると、胎児奇形の先天性風疹症候群を発症した人のリストがありますが、その中にはワクチンの接種者が複数入っています。接種したから奇形が防げるとは限らないことは、データ的にも証明されているのです。防げればラッキーと思うなら、結婚が決まったらパートナーと一緒に打てばいいということですね。

〈水痘《みずぼうそう》ワクチン〉

水痘《みずぼうそう》のワクチンが効かないと明確に論ずることはできないです。でも、不顕性感染が多いウイルスでもあって、水疱瘡にもなっていない、ワクチンも打っていない、でも大人になって帯状疱疹になったという人は少なくありません。ということは、どこかで知らぬ間に感染しているのです。私を含め、そういう人もザラにいるのです。そう思ったら、あえてワクチンを打つ必要もないなと思うわけです。

〈おたふくかぜワクチン〉

おたふくは任意だから国もどうでもいいと思っているので要らないですね。

〈日本脳炎ワクチン〉

日本脳炎は、西日本を中心に生息するコダカアカイエカという蚊が媒介することがわかっています。西日本の中でも発症の多い地域は岡山より西側の地域ですね。

蚊に刺される、刺されない問題ですが、西日本の人が蚊に刺されまくって日本脳炎をどれだけ発症しているかというと、年間10例もいません。北海道の人は何の心配も要りません。北海道で生まれ育ちました、家族旅行で福岡へ行きました、蚊に刺されました、日本脳炎になりますか？　その確率はどれぐらいでしょう？　奇跡に近い確率ですよね。だったら、打つリスクのほうが高いんじゃないでしょうか。だからワクチン接種は要らないなと思えるわけです。

簡単に言うと確率論です。だったら、西日本の方々は一生懸命虫よけをして、蚊に刺されない努力をする。山歩きをするなら虫よけ対策をいっぱいすればいいでしょう。

〈インフルエンザワクチン〉

インフルエンザも任意ですよね。インフルエンザワクチンが効かない理由は事実と報道内容からわかります。まず毎年接種するということは、抗体が1年ももたず、毎年型が違うことを意味します。報道では「予測してつくる」とされていますが、無限に型を変えるウイルスを予測することは不可能です。例えば、次に自分が住む家の錠を予測してつくれるのかと問われれば不可能であることは容易にわかるでしょう。

また、インフルエンザウイルスは人に感染して増殖する時点で数種類もの型をつくり出すこともわかっており、論理的にワクチンをつくることができません。事実、クリニックでワクチン接種者の発症例をたくさん見ているので、発症を防ぐ効果はないと実感できます。任意の上に効果がないのに、なぜ世間の「打て」という圧が高いのか不思議です。

〈HPVワクチン〉

HPV（ヒトパピロマウイルス）ワクチンはくせ者です。子宮頸がん予防とテレビで放送されていますが、公表されている数値をいろいろ計算してみると、ウイルスによる発症確率は0・008％でした。それを知っても打ちますか？

HPVワクチンのうちの2価ワクチン（サーバリックス®）はウイルスのタイプ16と18をメインターゲットにしていて、そのウイルスが子宮頸がんの原因となる6割を占めているからとなっています。でも、この数値は欧州人のものであり、東洋人の割合は1割にも達していません。しかも、がんを誘発するであろうウイルスは15種類もあります。そこで、4価ワクチン（ガーダシル®）としてウイルスタイプ16と18に6と11が加わりました。更に最近では9価ワクチン（シルガード®）が登場し、がんを誘発しやすい15種類のウイルスのうちシルガードが9種類をカバーするようになっています。おお、素晴らしいじゃないか。いや、だからといって安心するなかれ。そもそも論があるのです。

これは公表されていることなので問題ありませんが、ほとんどの女性がＨＰＶに感染し、ほとんどの方が自然駆逐しているのです。ウイルスが長期残留したときにがんを起こし得る。しかし、その確率は残留する率が０・１％となっています。これは残留しただけで、発症するかは別問題です。

そもそも自然駆逐するということは、へなちょこなウイルスということです。持続感染が何年か続かないと、そもそも発がんには結びつかないのです。では、どれだけ持続感染していられるでしょうか。例えば風邪をひいてのどがイガイガして痛いとします。持続感染していたら、1年間のどがイガイガしている。そうしたら咽頭がんになるかもしれません。でも、こんなことありますか？　1年間のどが痛い人なんていないので、自然駆逐できるウイルスは細胞に持続感染ができないのです。

そうやって考えると、このＨＰＶワクチンに意味があるのか。しかも、子宮頸部の表面はターンオーバーが速いので、どんどん細胞が入れ替わっています。根が深い場合は、悪性になっている細胞がずっと生えてくる。いつ検査しても異形成が出てくるなら、それは治療を考えたほうがいいでしょう。でも、予防接種で防ぐものではなく、検診でわかることですよね。しかも検査をするたびに異形成が出たり、正常だったりすることも多々あるので、どうしたらよいか悩むこともしばしばあります。

そもそもＨＰＶはへなちょこウイルスですし、持続感染なんてめったにできないのだから、ＨＰＶワクチンも不要と考えていいでしょう。

もし持続的に感染しているとすれば、不特定多数の人と避妊せずに性行為を連日連夜し続ける必要があると思います。そのような方が実際にどれだけいますかね。それは一般的な女性に通用することでしょうか？

相談に来た人にはこういう話をして、「以上を聞いて、どうするか決めてください」

と伝えますと、多くの方は打たない選択をします。意味がないと思うのでしょうね。私は事実のみを述べて「確率的にどう思いますか？」と言っているだけなので、「打ったらいかん」とか「打つなんて意味がない」とは言っていません。「こういう確率ですけど、意味があると思いますか？」と言うだけ。まあ、打つ必要のない空気が相当出てしまっていますけど。要は確率とリスクを考え、接種に意味を見出したら打てばよいのです。

こういうことを知ってしまったので、多くの方にお伝えした結果として反ワクチン派に分類されていますが、私は反ワクチンをうたっているわけではありません。ちなみに、自然派の医師に分類されていますが、「私は自然派です」と言ったこともありません。

「おっぱいが欲しい」――離乳食・断乳の時期は人それぞれ

さて、母子手帳には「6〜7か月頃」の欄に「離乳食を始めましたか？」という質問項目があります。普通の感覚でいくと、これが万人に共通するわけがありません。みんなが同じ秒数で100メートルを走れないし、みんなが同じ体格というわけではありません。それと同じように成長の度合いも人により異なります。なのに、なぜ離乳食の開始時期を生まれて半年からと決めるのかというのが問題点です。

「欲しがったときに試しにあげればいい」と、私はお伝えしています。それが半年かもしれないし、1年後かもしれない。お母さんが食べているのを目で追うようになり、手が出たら、そのときにお試しで味見させる。イヤだと、ウエーと出します。そうしたら、まだ早い。気に入ったら、離乳食を始めていい時期です。

でも、断乳する必要はありません。小学校に入る頃まで吸いたがる子もいます。これを恥と思う人がいますが、母子のつながりを強く求める子ほど母乳を欲しがるのです。それを強制遮断されたら、子どものマインドが遮断されて、母子の絆を一部失います。子にとってこんな苦痛なことはありません。

これは世間でもよく聞くことですが、小学1年生の男の子がやたらとママのおっぱいやお尻を触って困るという相談がありました。すれ違いざまに触ってくる。「やめなさい！　恥ずかしい！」と普通は言ってしまいます。そこで、この子どものお母さんに「試しにこっそり呼んで、『おっぱい吸ってみる？』と言ってみて」と伝えてみました。「エーッ」と言いながらも実際やってみたら、子どもは目をキラキラ輝かせ、「本当？　いいの？」と喜んで乳首を吸ったそうです。そうしたら、その翌日から一切触らなくなったと。きっと満足したのです。どうも男の子は特にその傾向が強いように思えます。我慢しなきゃいけないというのもわかっている。だから、母親から許可されると、満面の笑みで「いいの？」と。それで満足できたことが大切かなと。

ですから、「母子手帳に書いてあるからといって必ず断乳をしなきゃいけない」と思い込んではいけません。欲しがるだけあげればいい。下の子が生まれたら、「お兄ちゃんだから」「お姉ちゃんだから」とほったらかしにされるので、下の子におっぱいをあげると嫉妬します。そこがまた問題です。ここは上の子どもと対話しないといけません。「あなたにもあげたいんだけど、今、必要なのはこっちの子なのよ。ほら、泣いているじゃない。かわいそうだと思う？」とか、「あなたにもあげるけど、ちょっとでいい？　残りはあの子にあげたいんだけど」という対話です。そう言われたら、

「わかった。下の子にあげて」と、たいていは独占しません。親から一方的にシャットアウトされてしまうのか、1回親に受けて入れてもらってから自ら手放すのかでは全然違います。そういう親子の絆を大事にしてほしいと思います。

これは子育てではとても大事なことです。

ともかく離乳、断乳は、母子手帳のルールに従うべきではありません。一つ一つ見ていくと母子手帳は誘導するためにつくられているとつくづく思いますし、同様に子育ての本もあまり見てはいけないと思います。読むのであれば軽く参考程度にしてください。

しつこく申しますが、予防接種欄が真っ白の方は小児科医や看護師に見せると接種しないのは虐待だと言われることが多々あります。そんな方は特に母子手帳を人に見せてはダメなのです。門外不出にしましょう。「忘れました」と言ってください。

第6章

赤ちゃんの誕生にまつわる常識を見直そう

――妊娠・出産にはいろいろな形がある

常識を見直す――①出産直後

最近見直されてきた方法にカンガルーケアがあります。カンガルーケアとは、生まれたばかりの赤ちゃんをお母さんの胸に抱っこすることです。保育器不足の国が仕方なく始めたら、思いの外よかったことから世界に広まったとされています。へその緒がついた状態のまま胸に抱くと、赤ちゃんはほとんど泣かないのです。これも実際、在宅出産や自然派のお産に立ち会うとわかります。私は助産師さんにお願いして、ご家族の同意を得て立ち会わせてもらったことがあります。

通常のお産では「元気な赤ちゃんですよ」と見せると、オギャーオギャーと激しく泣いています。実はあれ、恐怖の叫びなのです。暗闇の中から突然煌々《こうこう》としたライトに照らされて、何もつかむものもなく、寒く、恐怖で怯えて叫び続けているのを、医療に関わる人は「元気な赤ちゃんですね」と言う。

それを知ったのは、先程のカンガルーケアを間近で見たときでした。一瞬ワーッと泣くのですが、抱いた瞬間に泣き止むのです。その後、自力で這い上がって、おっぱいを口で探し、乳首に当たったら吸いつくという本能も見られます。

ただ、赤ちゃんを産んだらすぐ母乳が出るわけではありません。母乳を出すのに必要なのは、乳首の吸啜《きゅうてつ》刺激です。その刺激が母の脳に伝わり、プロラクチンというホルモンが出てお乳をつくり、オキシトシンが出て子宮が縮み、射乳といって、母乳をシュッと出すホルモンの仕組みが作動するのです。医学部ではそれしか教わらないのですが、今はオキシトシンがコミュニケーションホルモン、愛情ホルモンだとわかってきました。おっぱいは出なくてもいいから乳首を吸わせていると、おっぱいがちゃんと出るようになる仕組みがあるのです。今や当たり前となった母子分離ではそれができないので、人工乳を与えざるを得ない。現代医療は生きものとしての仕組み自体を歪めていると思えるのです。

常識を見直す──②赤ちゃんを産む体勢

これはうっかりすると西洋医学批判になるけれども、お産するときにあおむけになって、股を開いていきめなんて、無理に決まっているじゃないですか。私も腕を骨折したとき、あおむけにしかなれなくて、便器を差し込まれて「大便を出して」と言われましたが、どうやっても出ないのです。出さないと浣腸されるから何とか出したいのに出せない。大部屋で寝たままの大便排泄は屈辱なんてものじゃないですね。しかもあおむけって、こんなにいきめないんだと思いました。

そう考えると、砕石位《さいせきい》という赤ちゃんを産む体勢は医者のためのものとしか思えません。医者が、座って、赤ちゃんがポンと出てくるのを受け取りやすくするためだけで、妊婦さんのことは全然考えていないよなとつくづく思います。

自分にとって、最も産みやすいと思える自由な姿勢が最善であると考えます。自然お産を推奨する産院では、天井からぶら下げられたロープにしがみついたり、四つん這いになってみたり、大きなクッションを自由に使ってもらったり妊婦さんの希望に添うようにされています。

批判をする気はありませんが、お産を勉強すればするほど、現代医療の方法はおかしいよねと思ってしまいます。これはみんなが思ってほしい問題です。お産は本当に野生の世界の営みですから、野性味あふれる世界観にしたほうが多分健全だと思います。医者は不測の事態に備える保険としていればいいのです。

もちろん医療が介入しないと生まれない子もいますから、それを否定してはいけません。帝王切開は、母子を守るリスク回避のための手段ですが、ギリギリまで待ってくれる産婦人科医もいます。下から産めないことがわかっていれば、最初から帝王切開でも全然構わない。ともかく生まれたら、この世に生きる許可を得たということですから、別にそれを卑下する必要はないのです。自然派は自然分娩にこだわりますが、そんな必要はありません。どんな方法であろうと、この世に生まれればいいのです。

常識を見直す――③人工授精

また、人工授精を卑下する人もいます。欲しくて欲しくて不妊治療をして、やっと授かる。顕微授精で出産に至る人もいます。今、2021年現在では11人のお産のうちの1人が人工授精で生まれた子どもです。クラスに2人や3人はそういう子が普通にいるということです。特に自然派には、この世に生を受けた時点でオッケーなんだと思ってもらいたいのです。「下から産まないとダメだ」「人工乳ではなくて自分のおっぱいじゃないとダメだ」と縛られなくていい。おっぱいが出ればいいけど、出なかったら、哺乳瓶で与えればいいじゃないですか。ちゃんと育ちますから。ギチギチに縛られることなく、そういう緩さを持ってほしいのです。

常識を見直す――④臍帯血《さいたいけつ》

以前、お産に立ち会ったときに助産師さんから「臍帯を握ってごらんなさい」と言われたことがありました。赤ちゃんが胸に抱かれて、まだ胎盤が子宮の中にある状態です。脈動していて温かいのです。へその緒は、拍動が消えるのに1時間ぐらいかかります。赤ちゃんを子宮の高さより下げるとうっ血するので、少し上半身を斜めにして子宮を下にして赤ちゃんを胸に抱けば、臍帯血の逆流は起こりません。自力呼吸をしながらも、この世に生まれた後も母体から酸素と栄養が供給されます。赤ちゃんの安全性を考えたとき、その助産師さんがしたようにへその緒は拍動がなくなってから切ればいいと思うのです。その後、不要と判断されると胎盤娩出が自動的に起こります。すごいシステムですよね。

その助産師さんには、拍動が終わったころに「臍帯、切ってみる?」と言われたので切りました。すごくざくざくして切りにくいものでした。切ってもあまり出血はありませんでした。

本来、臍帯に対してはこれでいいはずです。臍帯血には造血幹細胞等がものすごく入っていて、万能細胞の宝庫なのです。iPS細胞みたいなものがぎゅうぎゅう詰めになっている。自然に拍動が止まるまで待てば、臍帯血が全部赤ちゃんに行くわけです。肺呼吸と胎盤からの酵素・栄養が同時供給なので、圧倒的に健全で安全ですよね（臍帯血輸血という、臍帯血を白血病等の患者さんの治療に使うのも、臍帯血の中には造血幹細胞がたくさん含まれているからです）。

生まれたそばからバンとへその緒を切られたら、全て自力でやらなければいけなくなります。凧の糸を突然切られたら、ちゃんと飛んでいかなければいけない。「えっ、今から自分で飛ぶの？」という状況に陥ることは、子どもにとってよくないと思えます。せめて拍動が終わるまで臍帯は切らないほうがいいのではないか。臍帯血輸血の善意には申し訳ないけれど、赤ちゃんに全てあげるという選択をしてもいいのではないか。そこは親の選択でいいと思います。何の選択もなく、突然バンと臍帯を遮断して、母体とバンと切り離して、「はい、赤ちゃんですよ」って臍帯血をあげないのはどうかなと思うのです。現代医療におけるお産はどこに焦点を当てているのでしょう。

性教育――「あなたは愛されて生まれた」ということを伝える

今の世の中には、性は秘めたるもの、恥ずべきものという概念が根づいています。「秘め事」といいますよね。公にするものではありませんが、口にしてはいけないわけでもない、大切なことです。

隠しておきたいのに、子どもは必ず「私はどこから来たの」と質問しますよね。コウノトリが運んだ、キャベツから生まれた、そんなことを言わないでください。ちゃんと「お母さんのおなかから生まれた」と言ってください。

では、どうしておなかから生まれたのか。お父さんとお母さんが仲よしになったから。そういうことを伝えないですよね。あなたは〝両親の愛の結晶〟なのだ、ということをちゃんと伝えるのです。一人一人は愛され、大切な存在としてこの世に生まれてくる。その過程で、性行為はなくてはならない。人工授精もあるけれども、生まれてくる子への愛情は同じです。

とにかく、精子と卵子がないと人間としての生命は誕生しません。これはもう絶対に揺るがない事実です。人の尊厳は動物界の中でも別格だと私は思います。人に生まれているということがものすごく貴重な存在だと思うのです。性教育というのは、避妊するとかそういうことだけではなく、どうしてこの世に来たのかを正しく理解してもらうことがとても大切です。性行為というものは不浄なものではなく神聖なものである、神聖な行為の結果、あなたが誕生しているというストーリーにしてほしいのです。そこを間違えると、嘘を教えることになってしまいます。

性行為が不潔で不浄となれば、自分の存在が汚らわしい存在になってしまうじゃないですか。汚らわしい行為によって生まれた汚らわしい存在、それは親も同じです。先祖代々汚らわしい存在になってしまう。赤ちゃんを抱くとわかりますが、あなたは喜びの末に生まれているわけです。神聖な行為は愛情によって男女が紡ぎ出すもので、紡ぎ出された結果、赤ちゃんとしてあなたが生まれてくる。それはそれは素晴らしいことだと伝えるのです。そうすると、子どもは自分を素晴らしい貴重な存在だと気づけるわけです。たとえ離婚したとしても、「そのときは神聖な状態で我が身がこの世に生まれた。離婚は残念だけど、生んでくれてありがとう」、そう思うことができるでしょう。

そんなわけで、性教育は幼児期から始めるのです。赤ちゃんはコウノトリが運んだのではない、花から生まれない、キャベツから生まれたわけでもない。子どももごまかされると結果的にモヤモヤして、「何だったんだ？」「嘘をつかれた」と疑心暗鬼になります。だからこそ知恵がついてきたら、いわゆる性教育として子どもができる仕組みを伝えたほうがいいですよね。

私は小学校高学年向けに性教育講座をやったことがあります。生殖器の画像をバーンと出すわけではありませんが、ここはもう包み隠さず、営みとしてこういうことがありますよと伝えるわけです。精子が卵子に到達する果てしない確率、果てしない旅の果てに受精が行われる、と。

選ばれし精子の確率が3億分の1といえば、日本人全部とアメリカ人全部のうち1人しか選ばれないという壮絶な競争社会ですよ。卵子も1回の排卵に100分の1の選別を受ける。その精子と卵子がいつ出会うかは誰もわからない。しかも受精したからといって子どもになるわけではない。運と実力を兼ね備えてやっと生まれてきたということを知ってもらいたいのです。

「授かりもの」とはよく言ったものです。もし自分が神聖で貴重な存在だと知っていれば、オギャーと生まれて10歳まで来ると「すごい。お父さん、お母さん、ありがとう」となるでしょう。中高生になったら、今度は第二次性徴期になるため、実際に男女ともに自分が子どもを育む状況になっていく。むやみに子づくり行為なんてするものではないので、尊厳ある性行為をどう捉えるかはとても大切なことです。それを性教育として正しく伝承していただきたいのです。

快楽ということでも人間は性行為をしますが、命の神聖さを何も知らないで性行為をしてポーンと妊娠しました、捨てられました、赤ちゃんポストです、ロッカーに捨てました、便器に産み落としましたというのでは困ります。命の尊厳を知らないまま、困った挙げ句の果てに子どもを捨ててしまう前に、ちゃんと知っておいてほしいわけです。制度としてセーフティーネットはあるべきだと思うのですが、産んでポストに入れればいいと思われてはいけません。そこに至るまでに命の尊厳を学ぶ段階を必ず踏んでほしい。ここはいろいろ論議すべきところですね。

子どもを育むということがどういう重さと責任を持っているか、中学生くらいで知ってておかないといけないと思います。性教育の具体的な段階として、幼児期には、大切な存在としてこの世に生まれましたと伝えます。知恵がついた小学校4～6年ぐらいには性行為というものを具体的に理解してもらわないと、もう第二次性徴期が来てしまいます。その上で、第二次性徴で自分が繁殖能力を持ったときに、性行為への認識と命の重さを持ってその行為に臨む覚悟を持ってもらう。ちゃんと避妊するなら避妊するという知識を持つ。

海外では、親が避妊具をプレゼントすることもあるそうです。つまり逆を言えば、秘め事にすればするほど、隠れてアンダーグラウンドへ行ってしまう。

小さいころから正しい知識として知っていかないと続かないし、積み重ならない。命の重みという言葉だけでは伝わりません。壮大な旅を経て受精し、妊娠し、出産し、愛のもとに育まれ、成長し、それがつながっていくわけでしょう。命が連綿《れんめん》と続いていく。それができたら、いじめはそう簡単には起こせないのではないかと思います。

一人一人はとんでもない確率で生まれている。それを知るだけでも、自分の存在はすごい、しかも愛されて生まれてきたと知ることができます。個々人はキラキラと輝かしい存在なのです。文部科学省にも命の授業を真剣に取り入れる必要性を感じてほしいです。

受精までの奇跡的な確率

いろいろな知識を持ってから体の仕組みを改めて勉強し直すと、今まで見えなかったことが見えるようになりました。各々の臓器の営みは実に健気で素晴らしい。極めつきは受精の仕組みの何と複雑なこと。性教育に付け加えるべきことなので改めて書きます。

受精して、赤ちゃんになってこの世に生まれるのは当たり前という感覚になりがちですが、一つ一つの営みを知ると、人を月面に立たせるアポロ計画をはるかに上回るくらいすごいことなのだと知るでしょう。この世に生まれること。それはすなわち自分がすごい存在であるということになり、目の前の他人も同様にとんでもない過程を経たすごい存在ということになるのです。

まず、人間の体の細胞数は体格によって個数は違うかもしれませんが、約40兆個前後とされています。40兆個と言われてもパッと想像できませんが、1つの細胞を基本的なレゴ®の1ピース（2×4）と仮定しましょう。40兆個のピースで人体をつくると、上空400キロメートルの宇宙ステーションが膝下あたりに相当する大きさとなり、まるで星の王子さまのようになります。王子さまが立っているのが地球、とてつもない大きさです。人間はそのぐらい膨大な数の細胞を持っているのです。

1個の細胞は何をやっているのか。細胞の中の核に遺伝子が入っています。遺伝子は二重らせんです。二重らせんをヒストンというタンパク分解酵素にクルクルと巻きつけて巻きつけて、それを束にしてひねって、それをもうひとひねりした束をX型に編み込んだものが1つの染色体です。それが22対、プラス性染色体（XXかXY）が1個の細胞の核に入っています。

この一部分に、例えば、「今ごはんを食べてタンパク質が入ったので、タンパク分解酵素が必要です」という情報が入ると、胃酸が出て、「タンパク分解酵素をつくってください」という依頼が来ます。そして、このややこしいX型の遺伝子をほどき、mRNA（メッセンジャーRNA）のコピーをつくって、それを核の穴から出す。それを読み取り装置の粗面小胞体《そめんしょうほうたい》に読み込ませて、アミノ酸をつないでタンパク分解酵素となります。ゴルジ体がそれらをまとめて梱包します。それを細胞の外に放出するのに5分から10分しかかかりません。すごいでしょう。1個の細胞だけがつくっているのではありません。山に降った雨が支流となり、大きな川となるように、多くの細胞が必要なものを短時間で大量につくるのです。消化が終わったら、指令が止まってタンパク分解酵素はつくられなくなります。

果てしない長さの遺伝子。1つの細胞核内の遺伝子の総延長は2メートルにもなるのに、どうやってタンパク分解酵素をつくるのはここの遺伝子だとわかるのか。グルグル巻きになっている遺伝子を逐一ほどいているのか。簡単に言うと、セーターの一部を1回ほどいて、更に1本の糸にして、それを2つに割って、一部をコピーしているということです。時間的にそんなことをいちいちやっているわけがないと思うのですよ。

多分、細胞を顕微鏡で観察するとＸ型の遺伝子の型で、観察していないときはほどけた二重らせんしかないのではないか。これが量子力学的な考えで、観察したときだけ物体化するというものです。たとえるならば、子ども部屋の扉を開けたときは勉強していて、扉が閉まるとマンガを読んでいるような感じです。この概念を知ったとき、妙に納得できました。22対のＸ型染色体は細胞の中でバラけていないと、そのスピードで物質をつくることはできないだろうと思うからです。それを何の問題もなく瞬時にやり遂げるのが、生きている神秘ということです。

そもそもｍＲＮＡという、ただの１本の遺伝子の列がどうやって細胞核の穴から出ていくのか。エネルギー源は何か。ヘビのように自力で泳ぐのか。誰かが引っ張るのか。レールのようなものがあるのか、そんなものは確認されていないのです。医学はわからない部分は想像で埋めて教科書にして事実とします。

細胞の構造も仕組みも、まるでわかっているかのように教科書には書かれてありますが、真剣に考えると、あり得ないことばかりです。細胞分裂をして、コピーミスが起こってがん化すると言いますが、それを処理するシステムも、一つ一つの細胞に包含される自殺プログラム（アポトーシス）もある。自分がコピーミスをしてがん細胞になるかもしれないと思った細胞は、自ら死を選ぶのです。まるで1つの細胞に意志があるかのようです。「それでもオレは生きてやるんだ」とがん化しようとするやつは、NK細胞とかキラーT細胞などの免疫細胞が悪魔のキスをしに来て、死んでもらいます。この免疫細胞の数も大量に血液中を巡回し続けています。実はがんになるのは、サミットの警備をくぐり抜けて国家元首を殴りに行くぐらい大変なことなのです。それでもがんになれるのは、それぐらいセキュリティ（免疫力）が落ちているということなのです。

話がそれましたので元に戻すと、一個一個の細胞はそういう遺伝子を持ちながら地道な作業をして、更に細胞が集まって膵臓、肝臓、腎臓といった臓器をつくって、1つの存在として1つの働きをする。それらが全部合わさって人体が構成されて、あらゆる環境に適応しようとしています。

細胞同士、臓器同士がサイトカイン等で通信し合い、神経システムが統合しているのです。

そのシステムの中の一つに生殖があります。通信システムの一つであるホルモンはターゲット臓器が決まっていて、女性ホルモンは主に子宮と卵巣です。人間の場合、排卵日が毎月あるのは、繁殖期が月に1回あるということです。野生動物からすると多いですね。

先にも述べましたが、排卵された卵子には卵子選抜試験があります。毎月約100個の卵子が選ばれ、そのうち、至極のものだけが1個選ばれ、選ばれなかったものは自殺（アポトーシス）するのです。選ばれた1つだけが育まれて排卵され、うっかり落とさぬよう卵巣を包むように広げた手のごとく卵管采《らんかんさい》が受け取りに行くのです（ピックアップ機能）。排卵された至極の1つも、ここにいられるのは最長1日間（24時間）です。その間に精子が泳いでこないと受精できません。また、受精したときに備えて子宮をふかふかにしておくのも、女性ホルモンの役割です。

受精卵が来ないと、「せっかくパーティーの飾りつけをして、ごはんもお布団も用意したけど、お客さんは来なかったね。じゃ、撤収しよう」と言って、ごはんも布団も装飾も全部剥がしてポイと捨てるのが生理です。子宮内膜が剥がれて経血となり体外へ排出されます。次の世代を育むための選抜試験と子宮ふかふかの準備を毎月やっているのですから、女性は大変です。

1回の射精で約3億の精子が入って受精する確率は、軽く見積もってそのまんま3億分の1です。運と実力の持ち主しか到達できない驚異の生存をかけた競争劇。精子は3日間ぐらい生きられるので、精子が先に来て排卵されてもいいのですが、絶妙なタイミングでないと受精は成立しません。しかも排卵される卵巣は右か左かわからない。精子はどっちにいるか知らないで、子宮から卵子のいるところまで、人の大きさにたとえると約6・3キロ（東京駅から品川駅の間ぐらい）の距離を30分以内に泳ぎ切らねばなりません。右に排卵されたら当たりだけど、左に行ったら誰もいないということもあります。

受精も一番に到達した精子ではなく、一番に頭を突っ込んだ精子が勝つのです。これがまた、卵子の表面はツルツルではなく、ブッシュをかき分けていかないと頭を突っ込めない複雑な構造。一番に精子が頭を突っ込んだ瞬間に電磁シャッターが卵子全体に及び、完全にほかの精子らはシャットアウトされて誰も入れなくなる。だからほぼ1対1の受精になるのです。すごいシステムです。

具体的に想像してみてください。アメリカと日本の全国民が東京―品川間の距離を30分で泳ぎきる、目的地すら知らされていないレース。四方八方に分散し、その中でたった1人だけが勝者となり、残りの人々はその場で死ぬのです。どうですか、これ。不妊って珍しいと思えますか？　知れば知るほど、妊娠するほうが稀有《けう》な出来事と思えるほどです。

めでたくも受精して着床したところに胎盤ができます。受精卵がポンと卵管口《らんかんこう》を出て、子宮内膜がふかふかではないとコロコロコロと下まで行ったら前置胎盤になるのではないかと思っています。受精卵がポンと出て、パサッと受け止められれば胎盤の位置は子宮上部で正しくなる。たいていは落下地点を間違えないので子宮口をふさがない位置に胎盤ができる。うまくできてますよね。知れば知るほど神業だと思えます。一つ一つの細胞に神が宿っているとしか思えなくなってきます。そのシーンを想像すると感動して泣けてきませんか？

子どもを育む体づくり

子を育むかもしれない若い女性は早いうちから身も心も整える必要があります。結婚してから生活を改めるのではなく、その前から妊娠準備は始まっているのです。できれば、中高校生くらいには妊娠への意識を持っていてもらいたいと思います。

まず、女性が妊娠する準備としての初潮についてです。小学校高学年くらいの時期に生理は始まりますが、これが何であるのか、なぜ生理が起こるのかを正しく理解しておく必要があります。生理は子孫を残すためのシステムの稼動であり、それが安定的に稼働していないと、命をつなぐ準備ができていないということを認識しておく必要があります。女性であれば、将来子どもを産む可能性は誰にでもあります。何はともあれ、小学校6年生とか中学校1年生は、もう妊娠する可能性があるわけです。それを認識して、そのときにどう備えるか、まずはそこを知っていてほしいわけです。

不妊症と診断されてから慌てるのではなく、来たるべきそのときのために今から何をすべきかというと、どうやって子を育める体をつくっていくのかになります。食べ物で体ができていることは既にお話ししました。要は何を取り入れて、どう体をつくり上げるのか。それは先に述べた「まごわやさしい」となります。

そして、卵巣は体内にあるから日頃から温めていなければいけません。冷やしてはダメなのです。真冬に女子高生がミニスカートで首にものすごいマフラーを巻いている。医学生理学的に見るととても不自然な状態です。温める場所が違うだろうと。昔のおばあちゃんは「腰を冷やしちゃいかぬ」とよく言っていました。冷やしたらよくないということを体感的に知っていたのでしょう。せめて腹巻きをしてほしいですね。卵巣は体内にあるから温める必要があって、睾丸は体外にあるから冷やす必要がある。体の基本です。

また、冷たいものをバンバン飲んでいると体内から冷えていきます。血液が冷えれば、子宮も卵巣も冷やすことになります。ですから、常温や温かいものを飲んだほうがいいと言われているのは、主に女性のための言葉です。卵巣と子宮のためにも体全体を冷やさないようにしてほしいものです。

もし、正しく生理が起こっているならば、妊娠を許可されているということです。逆に生理痛がひどい、生理不順だというのは、子孫を残してはいけないと体から言われているようなことだと認識していただいてよろしいかと。そういう状態で結婚して、不妊です、不妊治療をしますという前に、もっとやることがあるんじゃないのかということです。

女子大生を教える教員から、「あの子たちはコンビニしか行かないのよ。お菓子ばかり食べている。それで生理痛がひどいとか、生理不順だとか言う。当たり前よね」という話を聞きました。確かに健全な体づくりの観点からすると、若者の食生活は大きな問題だと思います。

ひどい生理痛の場合、日々の生活がどれだけ安定しているかを見直すところから始まるのです。ともかく、まず重要なのは食生活です。化学的な食品添加物も関係するでしょうし、「まごわやさしい」食生活から離れているなら大きな問題です。先の「食・腸・筋・眠」を実践してください。

月経過多というのもおかしな状況です。女性の握りこぶしぐらいしかない小さい臓器内の狭い空間の壁が剥がれて、何でそんなに大出血するかというと、血を止める術《すべ》が子宮に乏しいということで、これも正常な機能を果たしていないことを示しています。

若い人に増えている子宮内膜症は日々のホルモン不調と無縁ではない気がします。何らかの機能不全を起こしていると考えたほうがよいでしょう。それと、ストレスも無関係ではないと考えられます。女性の体づくりにおいてメンタル面も大事です。メンタル面が整っているかいないかで、妊娠する、しないという影響が出てきます。よくあることとして、1人目が生まれた後、2年か3年たって、そろそろ2人目が欲しいと思う。そうすると性行為が仕事になってしまいがちです。

夫が疲れてぐったりしているときに、妻に「あなた、今日よ!!」と言われる。「今日なの？　はい」と。逆もありますよね。夫が「そろそろ排卵日なんじゃないのか」と妻を起こして、「ああ、そう。はい」と仕事のように対応する。このようにあまりに不自然な性行為で子づくりに疲れてしまっている夫婦もたくさんいます。ついに「もう頑張って子づくりするのはやめよう」と自然に戻したらあっさり第2子ができましたというケースもあります。なるほど、そういうことなのかと思いました。妊娠に関しても、メンタルで何か違うのではないか。お互いが盛り上がって気持ちを二重らせんにしないとDNAも絡まないのではないかという気がします。

不妊にはいろいろな原因がありますけれども、まず心身ともに整えるところからちゃんと始めましょう。それでもダメなら不妊治療をするのは全然構わないけれども、不妊治療をされている人に聞くと、「本当に心身が疲弊する。3度が限界」と言っていました。痛いし、タイミングはあるし、ものすごいストレスもかかる。今度失敗したらどうしようとか。1回目はまだいいです。2連続で失敗したときに、3回目にトライするか、しないかでものすごく迷うそうです。3回失敗したときは、もう既に心身が疲弊している。実際は想像よりも大変のようですから、子どものうちから体づくりを踏まえた性教育の重要性をますます訴えたいです。

家庭の中での男性の大切さ

男性は明らかに女性よりも性行為についての知識がありません。その問題点は、性が隠されているがゆえにアダルトビデオに走りがちなことです。あれは正しい性行為ではないと誰かがきちんと教えなければなりません。誰からも教えてもらえないがゆえに、ネットで間違った知識を持ってしまう。正しい知識を伝える講座はなかなかないので、『おうち性教育はじめます』（フクチマミ・村瀬幸浩著、KADOKAWA）という本はマンガ形式でとてもよくまとまっているので参考にしてよいと思います。

今は核家族化が進んでいるので、男性も共同参画しないと家庭が成り立ちません。昭和初期の女性は、三つ指をつく・三歩下がる・表《おもて》に出ない・夫の後ろでつつましく家を守るというのが基本的な姿勢でしたが、そういうことはもうやらないでください。夫婦が家庭を築いていくという心構えを男性も持たなければいけません。まだ大きい会社だけとはいえ、男性の育休も認められるようになってきたわけですから、いい方向ではあります。

江戸時代は近所の男性たちが家族の垣根を越えて子育てをしていました。現代に入ってからも3〜4世代が一つ屋根の下で知恵を伝えていました。しかし今は核家族化が進み、若い母親のワンオペレーション育児が当たり前になって苦しむ方が増えているように思えます。共働きで日中は仕事をして、更に家事育児を一人で全てこなせる人はそんなにいません。そもそも無理なことだと思って構いませんせん。頭痛やめまいで受診される若いお母さんの中に事情を訊くと、共働きでワンオペ育児の方がいて、家事をこなせず自己嫌悪に陥り悩んでいたりします。中には部屋が片づいていないと夫から小言を言われる方もいました。そんな方に「それは最初からできっこないことです。無理がきて症状を出してしまったので、頑張り過ぎですよ」と言うと目から涙をポロポロ流されるんですよ。ああ、ギリギリなんだなと。ワンオペで苦しい方は「助けて!!」と叫んで誰かの助けを借りてくださいね。そもそも無理なことをしているのですから、できなくて当たり前と夫も理解するように。

それと、男性不妊がものすごく増えています。そのためには男性生殖器の特徴を改めてちゃんと捉えておく必要があります。男性の睾丸は体の外に出ています。理由は、冷やさないといけないからです。それなのに、ぴちぴちのブリーフやボクサーパンツを穿いて、体の中にしまい込んだら精子は劣化します。せめて風通しをよくして冷却機能を持つトランクスを穿きましょう。睾丸にはサーモスタット機能があるので、余分に熱を持てば外に、冷え過ぎれば中にしまい込むのです。内臓は体の中にあって37度ちょっとなければいけないけれども、睾丸はそれより1～2度下げなければいけないから外に出ているのです。

昔は睾丸を氷で冷やす金冷法というアホなこともはやっていました。あながち間違ってていないけれども、やり過ぎたら血行障害を起こして凍傷になるからやってはいけません。ですから、ふんどしに着物は理に適ってよいわけです。せっかく下着で睾丸の風通しをよくしても、そこでぴちぴちのスラックスとかを穿いては元の木阿弥《もくあみ》です。だぼだぼのボンタンとかをはいている人のほうが、多分、生殖能力は高いのではないでしょうか。ぴちぴちの下着は危ないので、少なくとも家に帰ったら裸族になってもいいんじゃないのかなと思います。

男性不妊は昔は1割といわれたのに、いつの間にか3割になって、今や不妊原因の約5割を占めています。

男性側の問題は無精子症や奇形率の上昇など、妊娠させられる精子をつくる能力すら失われているのです。このことは当然のこととして食生活も関係するでしょう。思春期に男女ともにちゃんと第二次性徴期を迎えられたのか、ちゃんと体のシステムを運営できていたのかということも大切な視点となります。

できればふんどし、少なくてもゆるゆるトランクスで睾丸にもっと自由を！

出産は早いほうがいいわけとは？

結婚して子どもを産むなら、いろいろな面で早いほうがいいと振り返って思います。体力面でも、子育ては果てしなく疲れるからです。私の場合、当直明けで眠い中、妻が疲れや風邪で倒れて子どもの面倒を見なければいけないということもありました。30歳過ぎてから生まれた1人目は、男の子で常に走り回る元気な子です。階段を走って上っていき、降りてきて「遅い！」と言って、また上まで走っていく。そして「まだ？」と聞くのです。こっちはゼーゼーハーハーです。エスカレーターに乗ろうとすると、「階段で行こう」と。とても健全なのですが親の体力ではついていくのが大変です。

勝手に塀の上にも登るので、「危ないから降りなさい」と言ったら、満面の笑みでジャンプしてきたのです。すごい信頼関係ですよね。受け損ねて落ちるなんて考えないで塀からジャンプする。こっちはびっくりするわけです。バーンと飛んで、キャッキャと笑っている。子どもにとってはお遊びですが、これは親にパワーがないと無理です。下の子は女の子だったからまだ静かでしたが、それから5年〜6年たって男の子が生まれたらどうだっただろうと思います。

そのとき思ったのです。どうせなら子どもは早く産んでおいたほうがよかった、こんなに子育てが疲弊するとは思わなかったと。妻はもっと大変だっただろうに。だから若い人には好きな人ができたら、パッと結婚して、パッと家族になったほうがいいよと言いたいです。お金が貯まってから、出世してから、そんなこと言っていたら遅いですよ。子育て支援も出てきているから、結婚したい相手がいるならさっさと家庭を持ったほうがいいと思います。将来の経済的不安によって働きたい女性も増えて晩婚化が進んでいくのと不妊化が進んでいくのとが無関係とは思えません。女性には肉体的なタイムリミットがありますし、卵子の劣化も考えると早いに越したことはありません。

岐阜に、子どもが12人いる友達がいます。全員自宅出産で、生まれるところを子どもたちにも見せるのです。すごい教育ですよね。性教育なんてもんじゃありません。お母さんがお産で頑張っている横顔の下に、小さい背中が4～5人並んで命の誕生を見ている写真を見せてもらいました。すごいな、生まれるところまで見せるんだと思いました。そのころにはもう一番上は20歳を過ぎているので、2年ごとに1人ずつ産んでいるんですね。ものすごい家族結束力です。常に誰かが下の兄弟姉妹の面倒を見ている。自然の流れができて助け支え合っている姿には感動します。これぞ教育だなと。もちろん同じことをしなさいということではありません。早婚には体力的なことばかりではなく、孫の成人式にも出られるかもしれないし、ひ孫の顔を見られるメリットがあるかもしれませんよ。

命の重み――流産について

中学生や高校生には、どれだけの試練を経て、どれだけの確率で受精しているかという奇跡の話をまず知ってほしいと述べました。そして、受精卵が子宮に着床してから出産までも安泰ではありません。100％安全に生まれることも保証されていないので、世の女性は流産すると、たいてい自分のせいだと言うのですが、これは受精卵の質の問題が多いのです。とんでもない奇跡の仕組みで受精した上に、受精卵の質によって流産する可能性もあるのです。これは誰のせいでもありません。誰かが流産して泣いていると、友達が「私も、私も」と言ってくるケースが多いそうです。そして知るのです。こんなにみんな流産しているのかと。誰も言わないだけで、実はかなりの人が流産していることを知るのです。生まれることは本当に大変な試練なのです。

お産をするときも安泰ではなく、周産期死亡（妊娠満22週以降の死産・早期新生児死亡）というのは0％ではありません（日本は世界一、割合は低い優れた国ではあります）。この世に生まれてから平穏無事かどうかは、言ってしまえば運と親次第です。こうやって今あなたがそこにいることは、とてつもなくすごいことなのです。いろいろな視点から「存在するだけですごい」ということを一人でも多くの方に知ってもらうことが、次の世代を育む下準備になります。

妊娠出産のために10～20代の人が知るべき「心」のこと

妊娠は身も心も健全な2人が結ばれて子どもを育むのが理想です。心の在り方としては、男女間に「幸福感」を持っていただきたい。子どもが生まれるのは天より許可が下りているからいいのですが、不妊率が高くなっているのは生命体としては問題があると言っても過言ではありません。幸せなほうが妊娠しやすい傾向があり、ストレス下では妊娠しにくい傾向があります。ハネムーンベビーが多い理由は、お互いが満点の幸せを感じている中での性行為だからといえます。身と心が整っている状態。幸せであるということは、病気を治す力にもなるし、生命を育む力にもなるということです。

病気の方が健康に戻る際に幸せを感じると免疫力が上がることは科学的にわかっており、それに関わる脳内物質で最も有力視されているのがオキシトシンです。それ以外にも脳内麻薬といわれるエンドルフィン、歓喜のホルモンであるドーパミン、心の安寧に関係するセロトニンなど、さまざまな物質が複雑に絡み合って健康力が上がっていくと思われます。生物学的・状況的に見て、妊娠に関しても同様の物質が関わっていると推測されるということです。不妊症でお悩みの方の中にも、食を含めた生活の改善と、妊娠は天からの授かりものという気楽さを持ち、心ゆくまでの性行為とタイミングによって妊娠した事例を見たり聞いたりしています。

改めまして、このことを20代やもっと若い方にはちゃんと知っておいてほしいのです。

「人間は存在するだけで素晴らしい」という一言では、何も伝わらないなと思っています。もっと実感を持ってほしい。なぜ生命体がこの世に生きているかということは、科学的に証明されていません。証明されていないのにエビデンスとか言うわけです。

奇跡として存在しているのだから枝葉の研究にとらわれないでほしいのです。現実は目に見えるほんの一部なので、それを中心に据えると、道を間違えやすいのです。「こだわってほしいけど、とらわれないでください」といつも言うのですが、こだわらないでムチャクチャな生活をしたら体は壊れます。逆にこだわり抜いていくと、それがルールや縛りとなって、苦しんで本末転倒になるのです。

北緯何度、東経何度ではなくて、「東のほう」へ行けばいいという緩さを持ってほしいのです。南に寄っていると思ったら、東に戻せばいい。北緯何度、東経何度でなきゃいけないんだというエビデンスやガイドライン、母子手帳にしがみついたら、道を誤って、落とし穴に落ちるぞということです。

第7章

「生きる」とは何だろう?

——苦しみを免れない人生をどう生きるか

生きる意味とは

この世を生きる意味を問う方は多く、それを伝える本や映画も数多く世に出ています。私も生きる意味を見失い、一時は危なかったのですが、もがいて学んで苦しんで光を見出しました。そんなに苦しまずにその光を見出せたらと思い、この本を書いています。

簡単に一言で言ってしまえば、生きる意味は、「この世アトラクション」を楽しむためなのです。結論だけ唐突に示されてもピンと来ないかもしれませんが、この世をどう楽しむのかは自由です。生まれたところで何もせずにそのまま生涯を終えてもいいし、約1200カ所ある世界遺産を全部回ってもいい。テーマパークの中で、どのアトラクションに行くかは自由なのです。もちろん、人生はいろいろありますので、思ったほど楽しくなかったアトラクションもあるでしょう。でも、せっかく来たのだから意地でも楽しんでしまいましょう。

例えば、テーマパークの中で、ベンチに座って貧乏ゆすりをして、しかめっ面をして、「チクショウ、何でオレはここにいるんだよ。イライラするな」という人を見かけたら、きっと多くの方は「この人は何しに来たんだろう」と思いますね。わざわざここまで来て、お金払って入ったんですよね。そういう人に「どうして来たんですか」と言っても、「うるさいな」と言い返される。その人はまだ来た意味がわからないというか、苦労苦難の末にそこにいることを忘れてしまっているのです。実は簡単なことで、その人なりに楽しめばいい、それだけのことなのです。この世の全部のアトラクションに乗るんだと意気込んだ人は、全ての人生をかけて開園から閉園までどんどんアトラクションに乗る。ベンチに座って景色をボーッと眺めていてもいい。それが幸せだったら、それでいい。それを批判する意味はないわけです。要は、人生とはそれを地球規模にしただけのことです。

だから「地球アトラクション」もしくは「この世アトラクション」をその人なりに楽しめば、すなわち生きる意味を見出したと言ってよいのです。それが仕事や趣味の中に見出せたら生き甲斐となるでしょう。

どうですか？　変にイライラして文句を言っていませんか？

病気の人もそれに気づくかどうかがポイントです。渦中の人が自力で気づくのは難しいと思いがちですが、気づいた人が「がんサバイバー」と呼ばれる人に多いというお話をしましたね。気づくとはそういうことですが、導き手に出会えれば幸いと思います。「気づき」は、いつでもそこにあるのですから。

私もいろんな学びから、そういうことに気づいてきたわけです。複雑と思えた学びの末、結果は極めてシンプルでした。

幸せに生きるだけ。

幸せは人の数だけある。

でも、不幸に目を向ければキリがない。

隣の芝生は常に青かったりもする。

これはみんな体感していると思います。何で私はアラブの石油王の息子に生まれなかったんだろう、何でビル・ゲイツの身内じゃないんだろうとか思うわけです。でも、上を見てもキリがないし、下を見てもキリがない。

実際、お金がなくて受診できない人も日本にいるのです。「この検査をしましょう」「いくらですか」「〇〇円です」「じゃ、いいです」と言われることがあるのです。こんなことは海外だとよくあります。救急車も海外では基本有料です。

この世の中にはいろいろな人がピンキリにいて、それで世の中が成り立っている。世界を見ればいろいろな差別や格差はありますが、それでもこの世にいるということは一人一人が何らかの役割を持っていると思わざるを得ません。

人はマイナスのところに目が行きがちです。こぼしてしまったものを悔やみがちです。悔やむのはしようがないけれど「まだ一口残っていた」と残ったところに幸せを見出す。強制的にマインドを変換させる習慣を身につけるだけでも、生き方は変わります。

つい、こぼしたほうを見てしまう癖が私にもあります。最近もそういうことがありましたが、助け船が来るんですね、またみんなに救われて正気を取り戻すのです。

あと、どういう人に神が手を差し伸べるかということも、やはり知っておかなければいけません。それも単純明快でして、自分なりに一生懸命生きていることが大切だと思うのです。そういう人の中に手は差し伸べられます。お天道様は見ているぞと。ボーッと口を開けて待っていても、誰も食べ物を口に入れてはくれません。

そして、何だかんだ言っても、最も理解が難しいのは自分自身のことです。それを知るためには人を通じて自分を理解することです。人から見える姿が自分ですから、邪心は要らないのです。批判とて、自分の直すべき点があれば素直に認めて直せばいい。意見、提案は重要です。そして、自分を変えていこうという努力をし続けること。真っ当にちゃんと生きていれば、きっとどこかで誰かが見てくれています。

悪いことをしたとしても、それを反省して真っ当に生きるのです。困ったときに神様から見つけてもらえるような生き方を志しましょう。

生きるのがつらい方へ

生きるのがしんどいというのは、どうしてそうなったのかの道筋・原因を知ることは重要ですが、まずは状況として生きる意味を見失っているとか、抜け出せない悪環境にいたりします。そもそもの話ですが、この世はものすごく面倒くさくて、つらいことが多いわけです。そこにスポットを当ててしまうとつらい世の中になってしまいます。

ものすごく明るく楽しくて、屈託がなくて、苦悩なんてかけらもないのだろうと思うような人に会うことがありますが、その人と話をしてわかることは、本当にそれに匹敵するぐらい、過去に深い闇を持っているなということ。そういう人を何人か見てしまうと、明るい人はそれぐらいの闇を持っていてもおかしくないと思えてきます。本人の口から聞かないとわかりませんが、明石家さんまさんもあれだけ明るいけれども、「生きてるだけで丸もうけ」という言葉を言えるということは、その言葉が出るぐらい苦悩する出来事があったはずだという推測ができるわけです。

今、苦悩しているときに、無理に「元気になりなさい」と言う必要はありませんし、言おうとも思いません。できないから苦悩しているのですから、ともかくもがいてほしいです。私ももがきました。ただ何もしないでいると、流されて沈んでいくと思います。本当にワラをもすがるぐらいもがいて、つかんだものをとりあえず引っ張ってみる。切れてもいいからともかくつかんでみるぐらいもがいたほうが、多分、光が差します。

人は、困った人を見ると助けたくなるという思いを持っています。だから、もがいている姿が誰かの目に留まれば、助けたいと思う人が現れるでしょう。行動に移すか移さないかは人によりますが、真剣にもがく姿を見せていないと、行動を起こす人にも見てもらえない。だから、もがく、つらいときはつらいと言う。SNSでやると炎上するかもしれませんが、親しい人とか近い人に、「苦しい」とか「どうしたらいいだろう」とか「こうしたらいいと思うけれどもどうだろう」とか「私はこうしたい」ということを言っていくと、誰かの琴線に引っかかって手を差し伸べてくれる人が現れるかもしれません。そう信じてもがいてほしいです。

正直、それがいつ来るかはわかりません。1年で手が差し伸べられるかもしれないし、5年後かもしれないけれども、やがて夜は明けます。自分もそうだったし、夜が明けた人たちに会うと、必ずそれは思うところです。

私も常に苦悩が絶えません。友達からは豆腐メンタルと言われていますが、私は自分のことアルミ缶と言っています。簡単にへこむけれどもリサイクルできるからです。口で言うのは簡単だけれど、この世は何だかんだで一筋縄ではいきません。本当に心の底から楽しめたら怖いものはなくなるでしょうね。たまに世の中でそんな人を見かけますが、羨ましく思ったりもします。こういう発言が出るということは、まだ私も達していないということです。あはは。

以前は山頂を目指すものだと思っていました。でも、山頂だと思ったら、まだ上がある、まだ上がある。見えぬ山頂を求めていくのは不毛なので楽しくないのです。結果としてこの世が楽しくなくなってしまう。だったら、尾根を伝って縦走《じゅうそう》して、いろいろな山を登って、いろいろな景色を見ているほうが楽しいですよね。登ったり、里に下りたり。人生もそれでいい。そういう先がわからない状態だから悲観する人が多いのかもしれません。山で霧に包まれてもがいたら、遭難しますけれども、人生はもがいたほうがいいと思います。不思議なぐらい、手が差し伸べられます。私もいろいろな人に助けてもらいました。ただやみくもにもがくのではなく、徳を積むというと語弊がありますが、健全にもがく。ちょっといい言葉が見つかりませんが、そんな意味合いです。

改めて簡単に言うと、一生懸命生きようとしている人には手を差し伸べる人が現れるということです。自分が手を差し伸べる側になると仮定して、どういう人に手を差し伸べたくなるか考えてみましょう。悪行に染まって悪い人になってしまって、「助けて」と言われても、「自業自得でしょう」と思ってしまったりしませんか？　そういう人に手を差し伸べようとはなかなか思えないのではないでしょうか。本当に困ってもがいている人に対してなら、「私にできることは何かありますか。これならできますけど、どうですか」と言えるでしょう。

一生懸命生きようとする、そういうもがきです。今まで述べてきた内容が、世の中で道に迷っている人の指標になるといいな、悩める人の灯台になるような本になるといいなと思っております。

おわりに

この世は何だかんだでいろいろあって面倒くさいところです。だからこそ、本質をちゃんと見て、納得できる道を模索してほしいと思います。つらいときは「つらい」と言っていい。「誰か助けて」と言うことも大事です。一人で抱えられるほど荷物は入らないのですから、抱えきれない荷は下ろすか、誰かに託しましょう。お伝えしたいことがまだまだたくさんありますが、エッセンスは書けたかなと思います。

本書が皆さまのよき人生の助けとなることを願っております。

田中 佳　たなか よしみ

医学博士・日本脳神経外科学会認定専門医・日本抗加齢医学会認定専門医。

1985年に東海大学医学部を卒業後、同大学付属病院脳神経外科助手を経て市中病院にて急性期医療に長年携わる。大学在任中に悪性脳腫瘍に関する研究により医学博士を取得。

現在は東京都板橋区のときわ台ときわ通りクリニックにて保険医療を行いつつ、予防医学の教育講演に取り組み、オンライン相談、ホメオパシーセッションなどの活動を行っている。

著書に『健康自立力』『続・健康自立力』（共にメタモル出版）、『健康の原点は食と腸にある』（きれい・ねっと）、『あなたが信じてきた医療は本当ですか？』（評論社）がある。

直傳靈氣《じきでんれいき》療法師《りょうほうし》、整膚師《せいふし》、ISBA（国際シンギングボウル協会）上級認定および認定プレーヤー、クラシカルホメオパス（ハーネマンアカデミー卒業、ディプロマ取得）、温泉保養士。趣味はチェロを弾くこと。

田中 佳ホームページ：https://capybara-tanaka.com

これから赤ちゃんを産む人・子育てに悩みがある人に伝えたい！
「治る人」は命の秘密を知っている

第一刷　2024年10月31日

著者　田中　佳

発行人　石井健資
発行所　株式会社ヒカルランド
〒162-0821　東京都新宿区津久戸町3-11　TH1ビル6F
電話　03-6265-0852　ファックス　03-6265-0853
http://www.hikaruland.co.jp　info@hikaruland.co.jp
振替　00180-8-496587

本文・カバー・製本　中央精版印刷株式会社
DTP　株式会社キャップス
編集担当　川窪彩乃

ISBN978-4-86742-419-3

生豆－ナチュラル製法（非水洗式）

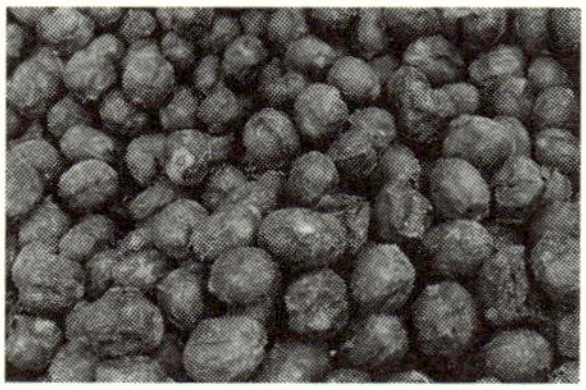

EM コスタリカ　Natural

200g　**1,760円**（税込）

コーヒーの実を収穫後、そのまま天日乾燥し、ドライフルーツにします。その後、カラカラに乾いた果肉と殻を脱穀し、コーヒー生豆となります。水を使わないで精製する方法で、歴史の古い加工法です。

生産地：コスタリカ / ウエストバレー（サルセロ地区）

味わい：華やかで果実味のある、クセになる味わい。

ワイン、カカオ、ヨーグルトなどの発酵した食品の芳香、スパイス系の香りなど味と香りのバラエティーが楽しめます。

精製方法：乾燥場に運ばれたコーヒーの実は攪拌しながらゆっくりと乾燥され（成熟度によって時間は異なりますが）１～２週間で赤黒くカラカラになります。果肉がついたまま自然乾燥させるため、ゆっくりと微発酵がすすみ、複雑な甘みと酸味を生み出します。

生豆－ハニー製法（半水洗式）

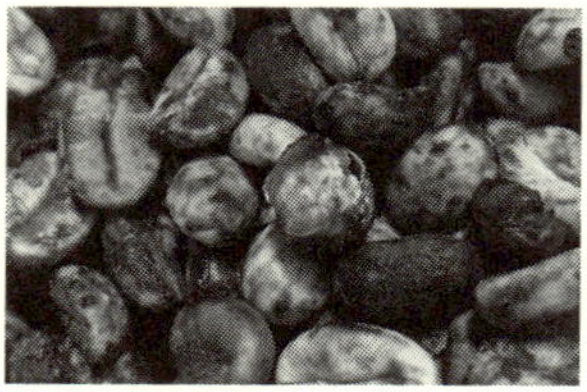

EM コスタリカ　Red Honey

200g　**1,430円**（税込）

EM コスタリカ　Yellow Honey

200g　**1,430円**（税込）

ウォッシュトとナチュラルの合わせ技の製法です。コーヒーの実を収穫後、少量の水で果肉を取り除き、果肉の下にある粘質のミューシレージを完全に除去せずに乾燥させる精製法です。ミューシレージの除去率を変える事で、精製後の味わいに変化が生まれます。

生産地：コスタリカ / ウエストバレー（サルセロ地区）

味わい：ナチュラル製法で生み出される複雑なフレーバーと豊かなアロマの要素を持ちつつ、ウオッシュトの特徴である綺麗な酸味もほどよく残せる製法で、主にブラジルや中南米の国で採用されています。

精製方法：コーヒー果実を収穫後、水槽でゴミなどの不純物と欠点豆などの不完全果実を取り除きます。その後、果肉除去機で果肉を取り除き、その下にある糖分を多く含んだ滑りの部分（ミューシレージ）は洗い流さず、残したまま乾燥させます。

ぬめりの部分は 100% 残したり、50% 取り除いてみたりなどバリエーションを持たせることができます。このように除去率を変えること出来上がりの風味が変わりますので、好きな味わいにカスタマイズできる製法とも言えます。

使い方色々♪

ヒーリングに

湯船に入れて

冷蔵庫に

電子レンジに

開運に

害虫除けに

体に身に付けて

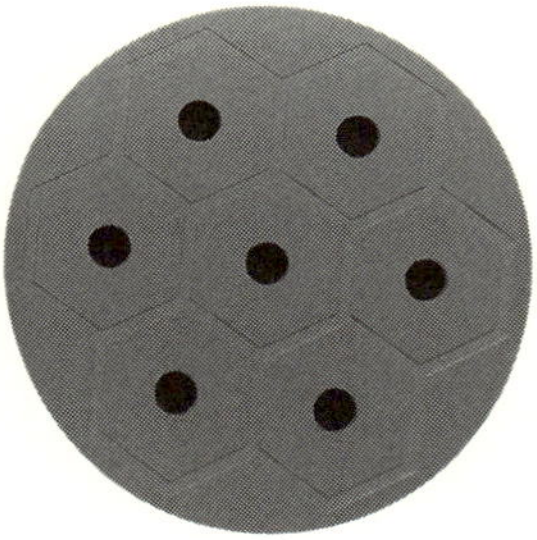

もこふわっと 宇宙の氣導引プレート

39,600円（税込）

サイズ・重量：直径約 12㎝　約 86g

軽い！ 小さい！

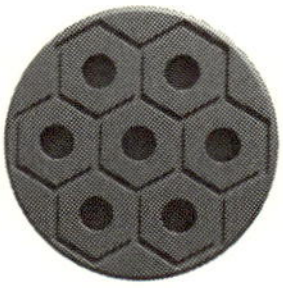

持ち運び楽々小型版！

ネックレスとして常に身につけておくことができます♪

みにふわっと

29,700円（税込）

サイズ・重量：直径約 4㎝　約 8g

素材：もこふわっとセラミックス

使用上の注意：直火での使用及びアルカリ性の食品や製品が直接触れる状態での使用は、製品の性能を著しく損ないますので使用しないでください。

ご注文はヒカルランドパークまで TEL03-5225-2671　https://www.hikaruland.co.jp/

＊ご案内の価格、その他情報は発行日時点のものとなります。

量子HADO＋オルゴンパワー
身体も食品も植物も酸化撃退！

プレートから、もこっふわっとパワーが出る

もこふわっとは美容、健康、開運、若返りが期待できるちょっと欲張りなアイテムです。家に置いて使用しても、持ち歩いてもOK！　大きさはCDと同じ12センチ、厚みは3ミリ。アルミニウム素材で非常に軽く作られています。

ちょっと不思議な名前の「もこふわっと」は、エネルギーや波動がふわっと出ているようなイメージで、敏感な方は持っただけでパワーを感じます。長く身に付けて頂くと体感としておわかりいただけるかと思います。

もこふわっとは酸化した食品（錆びてる状態の食品）を還元作用でイキイキさせることができ、プレートの上にお茶やワインを置くと味に変化があります。食品は作る時にどうしても酸化してしまいます。でも、酸化したものを体内に入れたくないですよね。そのとき、もこふわっとで、イキイキした状態に戻してそれを食べるという使い方もできます。

もこふわっとからいつもパワーが出ており、プレートの上にお水を置いておくと、水にエネルギーがチャージされ泡が沢山つくようになります。この、もこふわっとのパワーが転写されたエネルギー水を飲んでもらうと健康にとても良いと言われています。

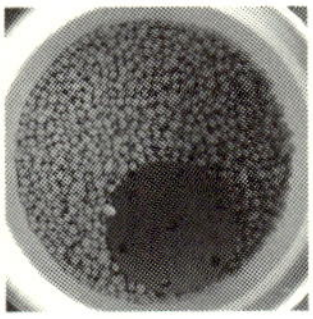

お味噌を作る大豆と一緒にいれておけば、マイルドでまろやか。あっさりした味わいの出来上がりに。

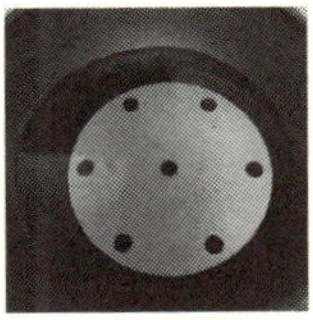

揚げ物の油に入れてもOK！油の酸化を和らげサクッと美味しく作れます。

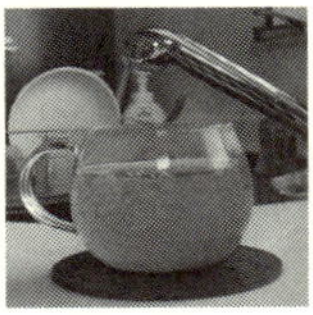

コップの下に敷いてお茶を飲むと、お茶がまろやかで深みある味に。

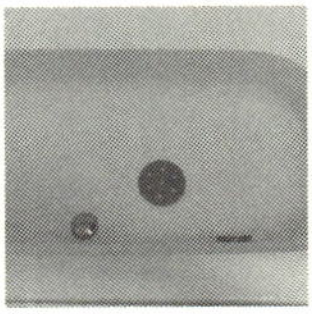

お風呂に入れると、湯冷めしにくくなります。

ヒカルランド　好評既刊！

地上の星☆ヒカルランド　銀河より届く愛と叡智の宅配便

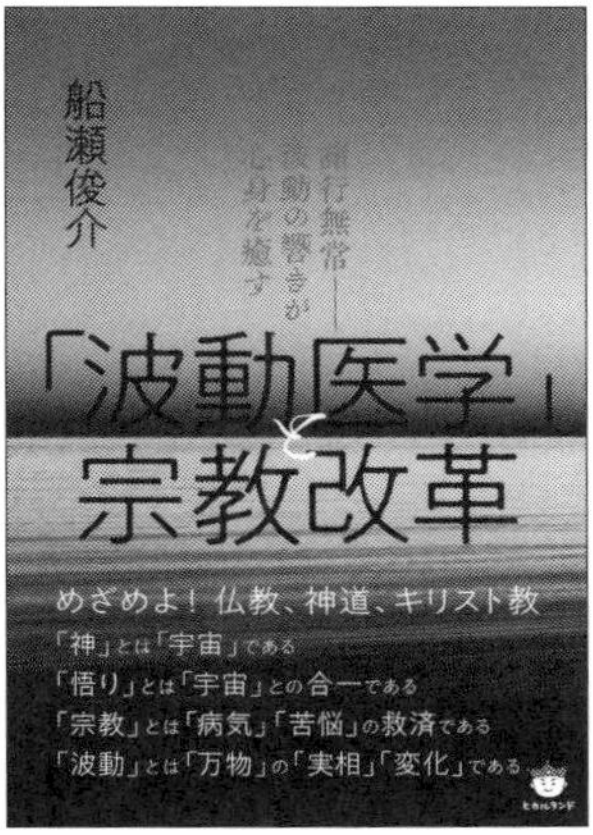

「波動医学」と宗教改革
著者：船瀬俊介
四六ソフト　本体1,800円+税

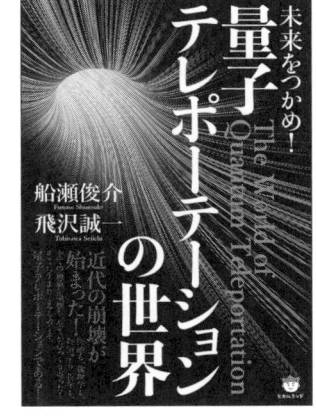

未来をつかめ！
量子テレポーテーションの世界
著者：船瀬俊介／飛沢誠一
四六ソフト　本体1,600円+税

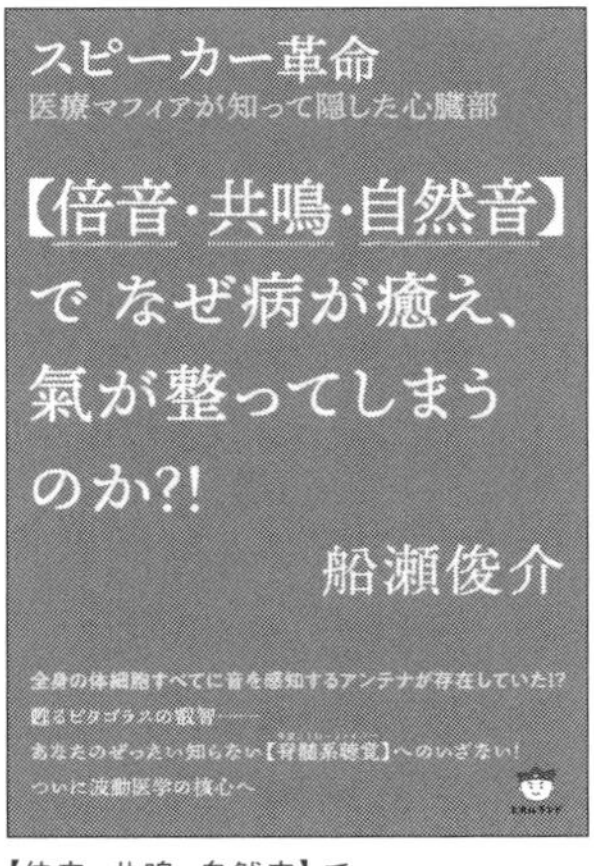

【倍音・共鳴・自然音】で
なぜ病が癒え、氣が整ってしまうのか?!
著者：船瀬俊介
四六ソフト　本体2,000円+税

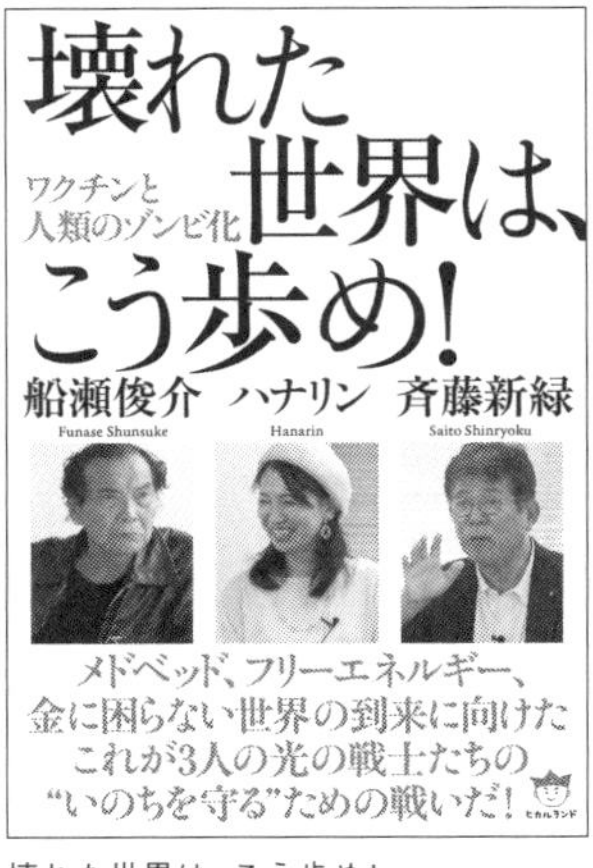

壊れた世界は、こう歩め！
著者：船瀬俊介／ハナリン／斉藤新緑
四六ソフト　本体1,800円+税

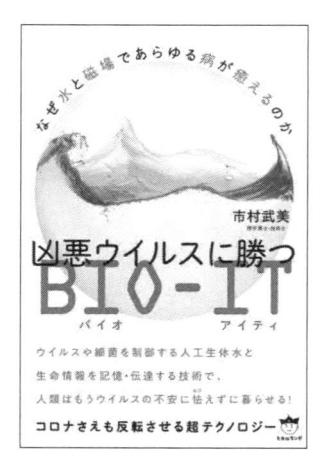

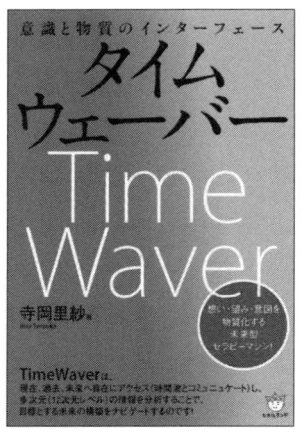

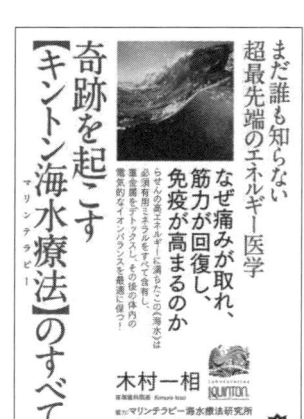

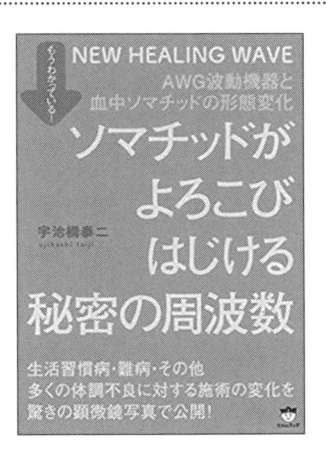

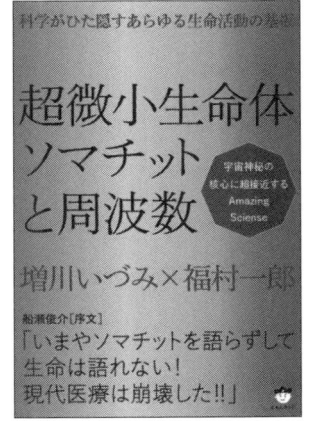

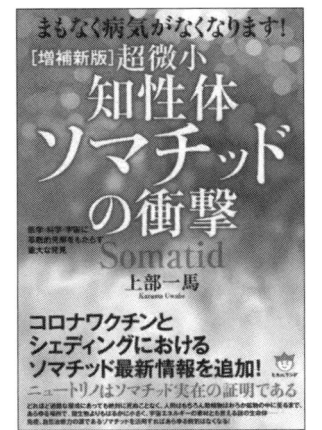

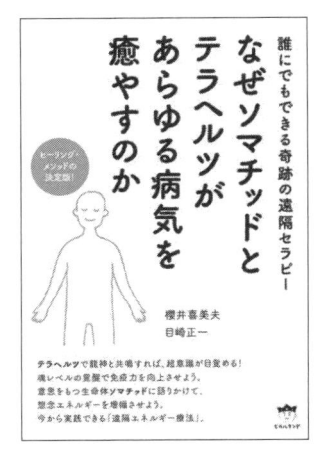

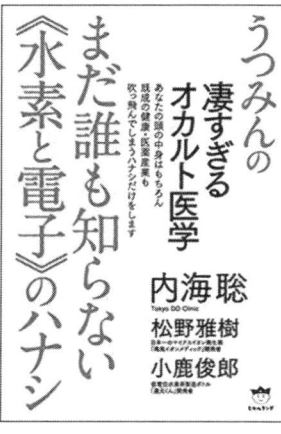

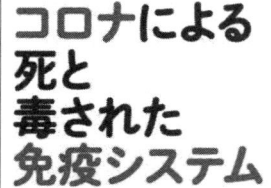

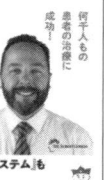